健身气功新功法丛书（三）

健身气功·明目功

（青少版）

国家体育总局健身气功管理中心 编

人民体育出版社

编 委 会

主　　任：常建平

副 主 任：杨战旗　辛　沂　吕实明

编　　委：郭善儒　陶祖莱　王若涛　张广德

宋天彬　马栩周　虞定海　邱礼新

张丽霞　杨晓桦　胡　斌　范本浩

朱晓峰　丁丽玲　邢　姝

主　　编：马栩周

副 主 编：缪晚虹　程庆宾

参编人员：王骐骐　宋善麟　陈昌乐　晁胜杰

谢业雷

总 序

随着物质文明的发展和科学技术的进步，健康的观念已发生了根本性变化，医学模式也正从生物医学向生理—心理—社会三结合的模式转变，而“人的生命是人的精神和肉体的统一”，更是成为人们普遍的共识。与之相应，健全心身、养生祛疾、提高人的生命质量，已然是健康的主要内涵，人和社会（人际关系）的和谐则为其必然的外延。近年来，注重形、气、神三位一体的健身气功越发受到人们的重视。与此同时，由于国家明确提出人民健康是民族昌盛和国家富强的重要标志，推进全民健身与全民健康深度融合发展，并积极扶持推广健身气功等民族传统体育项目，加快推动健康中国的建设，从而使得健身气功这项独具特色的养生运动近年来不仅在神州大地上如火如荼地发展着，拥有了数以百万计的练功群众，而且远播到众多国家和地区，为提升中国文化国际影响力和促进人类健康作出了积极贡献。

党的十九大指出，中国特色社会主义进入新时代，我国社会主要矛盾已经转化为人民日益增长的美好生活需要和不平衡、不充分的发展之间的矛盾。虽然健身气功近年来取得了健康快速发展，但发展不平衡、不充分的问题同样存在，要想满足人民过上美好生活的新期待，还必须提供更加丰富的健身气功产品。经过大量调查研究，我们发现当前健身气功主要练功人群为中老年人，功法锻炼以增进身心整体健康为主，尚缺乏针对青少年等群体和强调功能性的产品，严重制约着健身气功的均衡充分发展。功法是健身气功的核心产品，是创新引领健身气功事业前进的基石，也是健身气功适应新时代发展的战略支撑，因此，在继2003年和2010年分别编创推出易筋经、五禽戏、六字诀、八段锦和太极养生杖、导引养生功十二法、十二段锦、马王堆导引术、大舞9种健身气功功法后，国家体育总局健身气功管理中心再次以科研课题方式组织编创健身气功新功法。通过面向社会公开招标，经过众多专家严格评审，中国医学气功学会和上海市健身气功管理中心中标编创青少版健身气功·明目功课题，河南中医药大学中标编创成人版健身气功·明目功课题，安徽省亳州市体育局中标编创小学版、初中版和高中版校园五禽戏课题。

健身气功具有5000多年的历史和深厚的文化底蕴，是中国古人对人类健康根本问题的思考和实践，蕴含着丰硕的生命智慧和哲学思想。但是，在健身气功形成和发展过程中，不可避免地会受到当时人们的认识水平、时代条件、社会制度等方面局限性的制约和影响，也就难免会存在陈旧过时或糟粕性的东西。为确保高质量地做好功法编创工作，各课题组加强了对中国健身气功养生文化的挖掘和阐发，本着古为今用、以古鉴今的态度，坚持有鉴别的对待、有扬弃的继承，分别进行了大量的文献资料检索和广泛的交流研讨，还先后在北京、上海、河南、安徽等地举办了传统功法观摩研讨会和编创论证会，在充分吸收传统功法精髓的基础上，又结合新的实践和时代要求对功法、功理进行科学编排与阐释，使之与现实文化、当今社会的发展相通相融，努力实现健身气功养生文化的创造性转化和创新性发展。此外，我们还邀请来自多个学科、具有较高造诣的学术权威组建专家评审组，既在课题立项、中期检查和结项评审等关键环节给予严格把关，也在功法编创、效果测试等过程中提供技术指导和咨询建议，为功法成功编创发挥了重要作用。

实践经验告诉我们，新编功法必须要经受住现代科学手段、群众教学试验等方式的检验，方能实现服务于群众健康的初衷。在国家体育总局健身气功管理中心的统一策划和协调下，在有关体育行政部门、学校的积极支持下，各课题组分别在上海松江、河南郑州和安徽亳州等地进行了为期数月的功法测试和教学试验，采集了数以万计的指标数据，初步验证了新编功法的科学性、安全性、有效性和群众可接受性，为今后推广普及提供了大量有价值的科学依据。校园五禽戏（小学版、初中版、高中版）在安徽省亳州市第一中学南校区（高中部）和第九中学（小学和初中部）进行科学测试，结果显示校园五禽戏属于中等运动强度的有氧运动，青少年锻炼6个月可有效促进血液循环、改善心肺功能、提高身体素质和促进生长发育。成人版明目功选择河南中医药大学300

多名在校大学生为研究对象，经过为期90天的实验观察，发现坚持锻炼不仅能有效提高视力、缓解视疲劳、减缓或释放心理压力和改善不良心理状态，而且对提高社会适应能力作用良好。尤其值得一提的是，青少版明目功克服种种困难，最终在上海市松江叶榭学校进行了3个月的科学试验，由上海市健身气功管理中心组织上海曙光医院、上海市气功研究所和上海体育学院等单位的专家学者，通过对约200名七、八年级学生的对比测试分析，发现青少版明目功在减缓视力下降、提高眼睛调节能力、降低近视眼屈光度、削弱眼调节滞后量、改善眼部血液供应和提升传统文化认知等方面作用明显。这种由第三方客观评价青少版明目功效果的研究方式及其展现出来的明目效果，得到了来自中国科学院、中国疾病预防控制中心、中国中医科学院眼科医院和同仁医院等结项评审专家的充分肯定。这些新编功法凝聚了众多专家学者的心血和力量，是集体智慧的结晶。在此，我们由衷地感谢各课题组、专家评审组和有关支持单位付出的辛勤劳动！

这次编创新功法，既是对以往编创成功经验的继承，也有适应新时代需求的创新性发展。编创的五套新功法，呈现出新的特点：一是强调人群的针对性，或针对青少年群体，或针对成人群体，或分别针对小学、初中和高中生群体，通过细分推广人群，并编创与其群体特征相符的功法，利于增进特定群体的功法认知，满足推广群体的同质性需求和促进精准化锻炼；二是注重整体调节与局部调节相结合，在突出功法的功能性上下工夫，既强调“上工治未病”，也倡导体医融合促进，且通过科学实验取得可靠依据。健康体魄是青少年为祖国和人民服务的基本前提，是中华民族旺盛生命力的体现。我们相信，此次编创推出的新功法，定会对促进广大青少年等群体身心健康、体魄强健、意志坚强和充满活力发挥积极作用。需要说明的是，虽然此次新编功法是对传统的继承和发扬，也经过了部分群众的实践和科学试验的检测，但肯定还需在实践中不断补充和完善，敬希各位专家、同仁批评和指正，以冀能为健康中国、体育强国和文化强国建设作出更大贡献，为满足广大群众在新时代过上美好生活的愿望提供更加优质的健康食粮。

目 录

第一章

功法概述

第一节　功法源流

第二节　功法特点

第三节　功理要旨

第四节　明目效果

第一节 功法源流

明目文化在中国有着悠久的历史。从甲骨文时代至今，三千多年来，中国古人在传统生命哲学和传统医学的理论基础之上，创造了数百种的明目功法。这些功法在中国古人的明目养生方面一直发挥着积极的作用。为了使传统的明目文化更好地服务当今社会，2013年以来，国家体育总局健身气功管理中心组织专家编创了健身气功·明目功（青少版）功法，此功法既秉承传统，又融入时代，是对传统明目文化的一次升华。

一、先秦时期，明目文化的开始与哲学理论的建立

殷商到春秋战国，是明目理论和实践的初步形成时期。从这一时期的文献中可以看到，当时对"目"已经有了较为深刻的认识，不仅发现了一些"目"的常见疾病，提出了治疗"目疾"的方法，还设置了专门的医疗机构。春秋战国时期的儒家和道家进一步探讨了明目与养心的关系，分别提出了

“以礼明目”“为腹不为目”的明目养生理论，奠定了后期明目功的中国哲学理论基础。

殷商时代的先人已经非常关注明目的问题。甲骨文中的“”（“目”）字，就像一只大大的明亮的眼睛。眉毛的“眉”（“”）、脸面的“面”（“”）、看见的“见”（“”）等甲骨文中都带有一个大大的眼睛。且还为生病的眼睛专门创造了一个汉字“”（眚），意思是眼睛上长了一个东西（眼病）。中国最早的字典《说文解字·目部》曰：“眚，目病生翳也。”除了单个的文字之外，甲骨文中还有多处眼病（“目疾”）的记载，如：“贞：王其疾目。”占卜的人问：“大王的眼睛会不会生病呢？”看样子大王的眼睛已经不太好了。再如，“贞，之疾目龙”。占卜的人问：“这个疾病会不会让眼睛蒙眬看不清呢？”可见当时的人对眼睛的重视程度。殷商时代，还处于巫医不分阶段，当时的人除了通过占卜、祝祀等主要方法达到明目效果外，还一定有相应的医疗手段和生活保养作为辅助，只是没有用文字记录下来而已。

西周到战国时期，儒道哲学家对眼睛与人心关系的研究奠定了明目功的中国哲学基础。“眼睛是心灵的窗口”的思想发端于这一时期。此时期被称为中国文化的“轴心时期”，中国生命哲学此时有了一次大爆发式的发展。社会文化从殷商时期的“崇神”“敬鬼”发展到此时期的“崇礼”“尚乐”。在医疗方面，成立了专门的医疗机构取代了殷商时代的巫医杂糅。明目的主要方式也从巫术变成了医术和导引按摩术。以孔孟为代表的儒家认为，眼睛和心灵是直接相连的。心中充满善良，眼睛就会明亮、美丽；心中充满邪恶，眼睛就浑浊、丑陋。欲要明眸善睐，必须有仁人之心。此外，还提出了“非礼勿视”（《论语·颜渊》）的明目原则。以老庄为代表的道家也认为眼睛和心有着直接关联，认为过多使用眼睛追逐外面的世界就会引起内心的欲望，还会让眼睛看不见事物，故《老子》曰：“五色令人目盲。”老庄用“为道日损”的减法作为明目之道。认为使用眼睛要遵循“虚其心，实其腹”“为腹不为目”的原则，避免过度使用眼睛，这样才能“终日视而目不瞚”（《庄子·庚桑楚》）。用无为之心应对世界，用平静之目观看世界，才能保证眼睛可以始终看见世界的美丽，看见天地运行之大道。

二、秦汉至魏晋，明目医学理论的形成与导引实践的出现

秦汉至魏晋，是中国传统养生文化的大繁荣时期，《黄帝内经》的出现、黄老之学的兴起、神

仙方术的兴盛、道教养生术的出现都在这一时期。此时明目文化也得到了医学界、导引界的重视，其理论和实践两方面的发展都渐趋成熟。《黄帝内经》确立了明目的医学理论框架，阐述了“目”与脏腑的关系，奠定了传统医学眼科“五轮学说”的基础；《引书》、魏晋道书则记载了明目功导引术式，标志着明目功在技术领域的逐渐丰富和成熟。

《黄帝内经》从脏腑角度阐述了明目功的医学原理。首先，阐述了眼睛与身体脏腑的关系。眼睛与五脏六腑都有关系，脏腑之气强盛，眼睛才能明亮。所以《黄帝内经·素问》强调眼睛是“五脏六腑之精”，还指出了瞳子、白眼、黑眼等眼的几个部位，并大体说明了眼的各主要部位与各脏腑之间的关系。唐宋以后的五轮学说就发端于此。其次，指出了眼睛与肝脏有着最为直接的关系。认为肝“开窍於目”（《素问·金匮真言论》），所以“血归于肝，肝受血而能视”（《素问·五脏生成篇》），“肝气通于目，肝和则目能辨五色”（《灵枢·脉度篇》）。眼睛是肝脏与外界沟通的开窍之处，肝脏的功能直接影响着眼睛的功能。再者，解释了眼睛生病的原因，提出了治疗眼睛疾病的方法。不良生活习惯，过度消耗精气，使人体阴阳之气失和，是造成目疾最主要的原因；身体脏腑疾病，气血不足，是造成目疾的直接原因。故而，养成良好的生活习惯，提高自身中正之气，是“明目”“养目”最重要的保证，并介绍了导引按摩、针灸砭石、药物治疗等具体明目的方法。

“明目”导引术式的丰富多样。目前所见最早的“明目”导引术式记载于西汉初年（约公元前186年）的《引书》中：“阳见者，反昔手北而印，后雇……阳见以利目。”即双手交叉背于身后，仰身后看，这个动作有利于“明目”。该书中没有对“明目”导引术式的功理做具体说明。魏晋时期，道教道家文化兴盛。修道之士认为眼睛是修道的一个梯子、一个门户，故而许多道士都修习“明目”之法。从当时道书中记载的“明目”方法来看，基本上涵盖后世“明目功”的所有要素，如导引、按摩、熨目、吞津、吐纳、存想、服食等。明目的方法大致可分为三大类：一是导引、按摩类；二是行气、存思类；三是服食、方药类。

三、唐宋时期，明目理论和实践的一次大总结

隋唐宋三朝，是“明目”的大总结时代。隋唐宋三朝政府都修过大型医书，其中对前代有关眼疾的病因、病理、诊疗和药方都进行了详细总结，“明目”功法也因此得到了系统整理。官方正式设置了导引按摩博士，导引按摩之术成为国家认定的

治病养生之术，使明目功法在医疗保健方面的作用得到了充分发挥，极大地促进了导引按摩的发展。

隋代太医博士巢元方的《诸病源候论》，是对隋前导引养生的一部汇编。该书不仅总结了38种“目疾”，还分析了病理病因，并列出11种治疗“目疾”的明目功功法。其中一条有关近视（“不能远视”）的记载，认为近视产生的原因是肝气不足，再加上中焦痰湿阻隔，精气不能上行。还记录了一条专门治疗近视的明目功法：

> “鸡鸣欲起，先屈左手啖盐指，以指相摩，咒曰：‘西王母女，名曰益愈，赐我丹药，受之于口。’即精摩形。常鸡鸣二七着唾，除目茫茫，致其精光，彻视万里，遍见四方。咽二七唾之，以热指摩目二七，令人目不瞑。”
>
> ——《诸病源候论》

大致意思为：天刚亮之时，左手拿一口盐放在嘴里含化，搓手，并冥想口中的是明目良药，分14次吞咽下去，再用热手掌按摩眼睛14次。

唐代名医孙思邈的《千金方》是一部中医百科全书，其中专列眼科一项，发展了《黄帝内经》眼科脏腑病机学说，总结了眼科疾病，也记载了很多简单易行的明目方法。提出日常起居中明目、防疾的16条禁忌，对后世明目功法的日常生活化有很大影响。北宋官修医书《太平圣惠方》发展了《黄帝内经》中的“眼轮”思想，成为后世明目功法的一个重要理论支撑。

四、明清至近代，明目功法向大众化、日常化发展

明清至近代是明目功法逐渐走向大众的时期。古代社会，由于医疗资源有限，大部分老百姓根本没有机会就医治病，自行保养、医治成为大多数普通百姓的选择。这一时期，导引养生之术除在医疗领域发挥作用外，已渐渐走到大众养生保健领域。明目功法的发展亦是如此。从明代开始，出现了很多大众养生类书籍，其中不乏各种形式的明目功法的记载。

明目功法走向大众保健。首先，在防御眼疾和近视方面起到了一定作用。这一时期对近视有了更深入的认识，从养肝扩展到养心等其他脏腑。如，明代名医徐春甫在《古今医统大全》中指出，“目能近视，知其有水；不能远视，则其无火，法宜补心”，从病理方面为明目功法实践提供了支撑。其次，《修龄要旨》《遵生八笺》《老老恒言》《寿世传真》等日常养生类书籍中，记载了多种形式的简便易行的明目功法让人修习。

民国时期，明目功法在大众保健养生方面继续

发挥作用的同时，西方的眼科学也进入中国主流社会，很多大学开始专门设置眼科教学，关于东西方有关眼睛的科学研究也随之展开，明目功法在疾病治疗方面的作用逐渐弱化，但在日常保健中的作用得到进一步提高。这一时期，在传统医学领域的一些知名眼科医生，如王绍棠、陈耀真等，大都推崇明目功法的保健功用。

五、新中国成立至今，健身气功·明目功的诞生

新中国成立以后，特别是改革开放以来，随着中国的崛起，中国传统文化也广泛传播到了世界各国。在中国传统文化复苏的大背景下，一些老中医、气功专家重新发掘、整理了一批明目功法。其中，马栩周医生的“健目功”和河南中医学院路世才教授的“增视功”有较大影响。马栩周医生在整理其父马礼堂养气功的基础上，经过对古代明目功法的深入发掘，于20世纪90年代编创而成了一套明目功法，在近30年的教学实践中，尤其显示出对青少儿人群良好的眼睛保健效果。增视功是路世才教授于1981年整理古代明目文献时发掘整理编创的，经过几十年的实验和推广，表明这套明目功法同样对人的眼睛具有良好防治效果。

为更好地承传中国传统明目文化并造福大众，2013年5月国家体育总局健身气功管理中心针对编创

“明目功”面向全国各高等院校、医疗机构、科研机构和社会团体等单位公开招标。2013年7月，经过专家组评审，在十多家申报单位的遴选中，中国医学气功学会和河南中医学院中标，分别承担青少版、成人版明目功编创工作。青少版的健身气功·明目功编创工作，主要以马栩周医生的健目功为原型，经过对古代明目功法的系统整理，结合青少年的身心特点和现实需求，对原功法进行了再次升华编创。2015年，在上海市健身气功管理中心的统筹管理下，由上海市曙光医院、上海市气功研究所、上海市松江区叶榭学校等单位联合组成青少版健身气功·明目功效果研究课题组，经过对上海松江叶榭学校近200名七八年级学生3个月的试验观察，不仅验证了所编功法的科学性、安全性和有效性，也为今后大面积推广提供了科学依据。青少版健身气功·明目功于2016年6月正式通过专家组评审，并由此开始逐渐向国内外普及推广。

综上所述，明目功历史悠久，是中国传统养生文化的优秀遗产，是中国生命哲学的重要组成部分。从甲骨文时代至今，明目功法一直绵延流变，从最初的保护眼睛的简单思想和技术，经过传统哲学理论和传统医学理论的熏染，功法理论不断丰富，发展到青少版健身气功·明目功的问世，必将能为保护青少年的眼睛健康和弘扬中国优秀的传统文化作出积极贡献。

第二节　功法特点

一、整体调节，突出核心

本功法无论是在行功的方式、作用的部位，还是其内在的机理方面，均不是就眼论眼、仅仅围绕眼睛进行局部调节，而是在注重改善人体整体功能状态的基础上，再突出明目的特效。脏腑是人体的核心，维持着人体各项生理功能，眼睛所需要的营养物质都是脏腑吸收并输送到眼部的。经络就像一张大网，四通八达，相互贯通，把眼睛同其他脏腑组织紧密地联系在一起。人体是一个整体，引起近视与眼功能低下的原因，从外部看主要是因用眼不卫生，长期看手机、电脑、电视和阅读书籍等因素致使眼部持久疲劳形成的，其内在实质是由人体相关脏腑功能失调、经络不畅通、气血不足等原因所致。基于上述原因，本功法既运用古之六字气诀吐字发音之法，调节肾、脾、肝三脏，旨在从先天之本、后天之本和目为肝之窍的角度提升脏腑整体功能；也依据形到、意到、气到之原理，运用双手沿着人体十二经脉轻抚摩运，意在畅通人体气血运行之通道，从而整体改善人体功能状态，消除损害眼睛健康的内在根本原因。与此同时，鉴于五脏六腑和人体经络与眼睛的密切关系，本功法又反复运用意念眼睛、掌心熨目、默念字句“眼睛湿润”、点按眼周穴位等操作，疏通眼部经络，活跃眼部气血，放松眼部肌肉，使眼睛能在短时间内受到足够的良性刺激，从而达到明目的特效。本功法注重整体、突出核心的编创理念和调节方法，不仅利于青少版明目效果的持久性和根本性，而且对提升人体整体健康水平颇有裨益。

二、循经导引，吐纳发声

运用经络调节人体整体机能状态、改善眼睛健康，主要表现在两个方面：一方面是强调循经导引，另一方面是注重穴位点按。中医认为，经络是人体气血运行的通道，连接着脏腑器官和肢体九窍。本功法前三式双手在体表沿着相应经络轻抚运动，同时意念跟着双手，可同步疏导相应人体经络之气，调整相应脏腑之功能。例如，从身体两侧运行疏导，利于调理肝胆气机，改善肝、胆的脏腑功能；从身体前面运行疏导，利于调理脾、胃、肺经气机，改善脾、胃、肺的脏腑功能；从身体后面运行疏导，利于调理肾、膀胱经的气机，改善肾、膀胱的脏腑功能。加之前三式循经导引之时，还要结合吐纳发“嘘”“呼”“吹”

三个音，最后一式时则对眼睛周边穴位进行点按，不仅强化了循经导引、改善脏腑功能的作用，而且使习练者易于集中注意力和提升练功兴趣，保持持久的规律锻炼。

三、易学易练，效果显著

本套明目功法虽然源于传统，但根据青少年的身心规律和时代特点，又进行了升华编创。整套功法动作数量比较少，仅有6式，且动作路线不繁杂，技术要领易于掌握，习练者少则2～3小时就能全部掌握。除了出版书籍详细介绍功法技术以外，还拍摄了教学光盘、配有专门口令词音乐，学练者完全可以对照学练，一样能取得良好的明目效果。经过现代科学测试及大量少年儿童的练功实践表明，本套功法不仅科学合理、安全可靠，而且效果显著，特别是在防治近视眼、调节眼功能等方面，比同步观察对照的眼保健操组更有明显效果。由于明目功的原理是培育脏腑之真气，扶正祛邪，疏通经络，因此，对于视力正常的少年儿童，习练此功可以起到良好的眼睛保健作用，对已患有眼疾者则具有积极的防治效果，且还有增强体质、开发智力，帮助正确体悟中国传统文化内涵的作用。

四、操作灵活，便于推广

本套功法整套练习约需8分钟时间，既方便中小学生课间锻炼，也利于他人随时随地练习。功法虽以坐式形式加以介绍，但亦可站着练习，二者练功效果并无差异。时间充足时最好采用整套功法练习，乃至连续练习两遍，更利于获得明目效果；若时间不充裕，也可以选取前3式（前三式属于全身调理，其中蕴含有相生相克的道理，需要三式功法一次性练完）或者多式练习，同样具有良好的明目效果。集体练习此功有利于形成氛围、相互交流、促进提升，个人练习则有利于营造安静环境、专心致志练功，若能和家长一起练习，可能还会取得意想之外的效果。整套明目功没有步法移动，除要求练功环境安静外，对练功场所并没有其他特殊要求，完全可以在教室、操场、家中等场所练习。鉴于本套明目功易学易练、效果显著，且不受时间、场地、季节等影响，非常适合在青少年群体中进行大面积普及推广，以满足他们那种高效率、快节奏的学习生活方式和健身明目的需要。

第三节 功理要旨

眼睛具有视万物、察秋毫、辨形状、别颜色、表感情的生理功能，它是脏腑先天之精所成，又为脏腑后天之精所养，它的视觉功能的维持与脏腑的精气充分与否、与精气输送的通道——经络畅通与否有着极其密切的关系。因此，要想防治眼睛近视、保护眼睛健康，必须从整体出发，既要培植壮大人体脏腑的真气，打好物质基础，也要疏通经络，使之能将旺盛的精、气、血、津液运送到双目，方可从根本上解决眼睛健康问题。

一、强壮脏腑是根源

脏腑是人体内部器官的总称，也是人体机能的核心。中医把人体的功能都归为脏腑功能。古人认为脏腑主要包括五脏、六腑和奇恒之腑。五脏是心、肝、脾、肺、肾；六腑是胆、胃、大肠、小肠、膀胱和三焦。此外还有一个心包络，它是心的外卫，在功能和病态上都与心相互一致，因此也属于脏的范畴。奇恒之腑是指脑、髓、骨、脉、胆、女子胞。五脏的作用是储藏精气津液，六腑主出纳转输，奇恒之腑主要是贮藏精气。脏腑的功能，并不是各自为政，而是在互相依存、互相制约的情况下，各负其责，构成一个完整的机体。人体的脏与腑之间不但相互联系、互为表里，而且与外界自然环境的变化、四时气候的转移、精神活动等方面，也都是息息相关、互相影响的。

眼睛虽是人的视觉器官，但与人体脏腑有着密切关系。其中，肝开窍于目，“肝气通于目，肝和则目能辨五色矣”。心主血脉，诸脉属目。“心神在目，发为神光，神光深居瞳神之中，才能明视万物”。脾主运化水谷，为后天之本，气血化生之源；脾气主升，能将精微物质升运于目，目得清阳之气温养，才能视物清明。肺主一身之气，气能推动血行，气血并行全身，肺气调和，五脏六腑精阳之气才能源源不断地输注于目，故目视精明。肾主精，乃生命活动的基本物质，为先天之本。《素问·脉要精微论》中指出：“夫精明者，所以视物，别黑白，审长短；以长为短、以白为黑，如是则精气衰矣。”由此可见，眼睛之所以能明视万物、辨别颜色，是依赖于五脏六腑精气的滋养，正所谓“五脏六腑之精气皆上注于目而为之精”。眼睛主要需要两类营养物质的滋养，一部分是脾胃把食物转化为可被人体利用的营养，另一部分是肺吸进来的清气。这些营养物质在肺中汇聚，通过肺的输布功能输送到眼睛，同时这个过程有赖于心的血脉推动、肝的气机调节、肾中元气的推动。若人体脏腑任何一个环节的功能失调，都可以影响到眼睛，引起眼睛疾病的发生。因此，在预防和自我调理眼部健康时，必须要有整体观念，先对脏腑的功能进行强化。

本功法的“疏肝明目”式主要是通过发“嘘”音以调节肝胆功能；“健脾养目”式主要通过发“呼”音以调节脾胃功能；“强肾健目”主要是通过发“吹”音以调节肾之功能；整套功法要求意守眼睛或意随手走或默念“眼睛湿润”等，自然可达心静意宁、专心致志之境，利于调节改善心的功能；而练功时无论是自然呼吸，还是吐纳发音，无形中可使呼吸逐渐深长匀细，对肺功能改善极为有利。此外，功法前三式暗含有循经导引之效，后三式也可刺激相应经络或穴位，良性的经络刺激反之也会改善五脏六腑之功能。眼睛的视觉功能，离不开脏腑所受藏化生之精、气、血、津液的濡养以及神的主宰，只要五脏六腑的功能能够保持正常，自然就会提升五脏六腑之精华上注于目的成效，从根本上维护好眼睛健康的生命基石。

二、疏通经络是关键

精、气、血、津液来源于五脏六腑，而把这些物质输送到眼部则要依赖于经络。“经”的原意是

“纵丝”，有路径的意思，简单说就是经络系统中的主要路径，存在于机体内部，贯穿上下，沟通内外；“络”的原意是“网络”，是较为细小的分支，纵横交错，遍布全身。经络中粗大的，规律性强，气血充足的有12条，称为十二正经，分别隶属于六脏（肝、心、脾、肺、肾、心包）六腑（胆、小肠、胃、大肠、膀胱、三焦），还有8条气血充足的经络与脏腑没有直接隶属关系，称为奇经八脉。经络还有许多大小不同的分支，以及相关联的皮肤肌肉等组织，称为经别、络脉、经筋、皮部等，它们将人体内外、脏腑、肢节联成为一个有机的整体。经络如同河流一般，气血就像水一样，顺着经络川流不息。经络也有大有小，有宽有窄，里面运行的气血也有多有少，有些部位的经络像湖泊一样，汇聚着大量气血，我们把这些部位称为“穴位”。经络具有感应传导、通行气血的作用。中医认为，人体四肢百骸都离不开气血的濡养，脾胃消化吸收来的营养物质需要通过经络输送到全身各处，以温养濡润各脏腑、组织和器官，维持机体的正常生理功能。经络还具有沟通表理上下，联系脏腑器官，调节脏腑器官机能的作用。人体脏腑组织、四肢百骸、五官九窍、皮肉筋骨等，都有各自的功能，他们之间具有相互辅助、相互制约的关系，这一切都是通过经络的联系功能来实现的。只有经络通畅，人体的组织器官才能相互协调。经络还有传导感应的作用，按压刺激经络，尤其是穴位，可以调节经络里面气血的多少，就像水库蓄水、放水一样，对周围乃至全身的气血都有一定调节作用。

眼睛与经络密切相关。《灵枢·邪气脏腑病形》中写道，“十二经脉，三百六十五络，其气血皆走于面而走空窍，其精阳气上走于目而为睛”，意思是说所有经络的气血最后都和眼睛相通，使精、气、血、津液源源不断地输送到眼部。眼睛得到濡养，才能维持视觉功能。《灵枢·口问》中指出：“目者，宗脉之所聚也。”虽然说所有经络都与眼睛相通只是概括的讲法，但仔细分析起来，与眼睛直接相连的经络还真不少：胃经、膀胱经、胆经均起于眼或眼的周围，大肠经、小肠经、三焦经均有1～2条支脉终止于眼或眼附近。肝经和心经的支脉与目系（大体相当于我们今天说的视神经）相连。奇经八脉中任脉、督脉、阴跷、阳跷、阳维也都与眼睛相连。因为经络像网一样四通八达，所以说所有的经络都与眼睛相连并不为过。另外，手足三阳经筋，主要支配眼睑的开合、眼球的转动以及头面部筋肉的正常活动。经筋大致相当于今天我们说的肌肉，与眼睛的关系也十分密切，如眼睑的开合、眼球的转动、睫状肌等眼睛调节肌肉的功能直接关系到视力与眼睛的调节能力。由于经脉周密地分布在眼的周围，源源不断地输送气血，保证了眼与脏腑在物质上和功能上的密切联系。一旦经脉失调，就会引起眼病的发生。

青少版明目功正是利用经络与眼睛密切相关这一原理，通过畅通经络气血来调节眼睛功能的。通过双手沿着经络循行路线移动，可以刺激经络、疏通经络。例如，第一式刺激了肝经、肺经、大肠经、胃经等经络。第二式经络走向为脾经→心经→小肠经→膀胱经；第三节经络走向肾经→心包经→三焦经→胆经；另外，双手劳宫穴对准眼睛，第四节向上、下、左、右不同方向转动眼球，都可以刺激眼部周围经络。按揉穴位、刺激经络、转动眼球等方法都可以调节相关经筋的功能。眼部经筋功能正常了，眼睛的调节功能也就正常了。眼部周围穴位也十分丰富，如睛明、攒竹、丝竹、瞳子髎、阳白、鱼腰、四白、承泣、球后、上明等。明目功通过点按这些穴位，调节经络气血功能，进而起到调节视力、提高眼睛的调节能力的作用。

三、作用五轮是依据

中医传统理论认为，精、气、血、津液受人体真气的推动，真气升降出入于目中不息，带动精、气、血、津液源源入目养窍。真气流畅充盈，则视觉清明；若亏滞不足，则视物不清。人体脏腑与眼睛也有着紧密的联系。最能说明脏腑与眼睛之间关系的，莫过于源于《黄帝内经》的“五轮学说”。中医眼科将眼局部由外至内分为胞睑、两眦、白睛、黑睛、瞳神，分属于脾、心、肺、肝、肾五脏，命名为肉轮、血轮、气轮、风轮、水轮，总称五轮（图1）。应用五轮理论，配合肢体动作、呼吸、意念等要素，对眼部各轮进行自我调理刺激，可以有效地治疗眼部疾病，改善优化眼部健康。

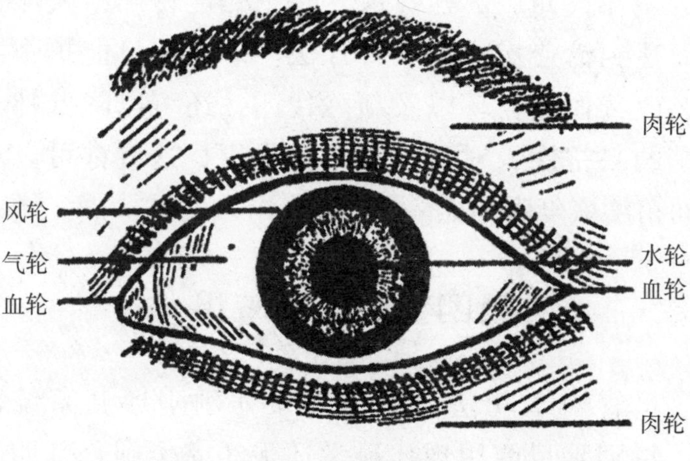

图1　五轮示意图

明目功正是通过调节经络、脏腑，最终作用到五轮，从而起到恢复提高眼部功能的作用。本套明目功通过牵拉动眼肌肉，刺激眼球。通过这种紧张、放松的反复交替训练，既能分别刺激交感、副交感神经，又可以间接刺激睫状肌，促使其也随之紧张、放松，从而帮助恢复功能。点按刺激眼睛周围的穴位，同样可以调节眼部神经，并具有调节眼部血液供应的作用。第六式则是直接针对睫状肌紧张状态，要求极目远眺，这样可以彻底放松睫状肌，并且可以提高睫状肌紧张收缩的调节速度，这些规律的紧张收缩还可以提高眼动静脉中的血流速度、静脉泵或肌肉泵的作用，从而加快眼球内部房水的循环代谢。热敷疗法，是把热能传导给人体，从而达到治疗疾病的一种疗法。掌心熨目能扩张血管、改善血液循环以及新陈代谢，还可以降低神经末梢的兴奋性，对肌肉起松弛作用，这些都可以从不同角度恢复眼功能。

第四节　明目效果

尽管对本功法的明目效果才刚刚展开系统研究，特别是目前用现代科学还无法完全阐释其明目的机理，但初步的科学测试已经表明，本套明目功对青少年视力减退、屈光不正、眼调节功能降低等都有良好的效果。

一、提高眼睛调节能力

眼睛调节能力是指眼睛既能看清远处，又能看清近处的能力。这一过程是眼球同睫状肌、晶状体悬韧带、晶状体共同作用实现的。当眼睛看到远处时，睫状肌就会松弛，晶状体悬韧带就会收紧，把晶状体向四周牵拉，晶状体变得扁平，屈光度变小，折射能力变弱。当看近处的目标时，睫状肌就会收缩，晶状体悬韧带逐渐放松，晶状体由于其固有的特性而收缩，厚度增加，屈光度变大，晶状体的折射能力变强，近处的目标经过折射投射到视网膜上，产生视觉。正常的眼睛具有良好的调节能力，可以在看远与看近之间迅速转换。由于长时间看书、看电脑、看手机等近处物体，会导致睫状肌过度收缩，难以放松，晶状体的折射能力变强，屈光度加大，即使看远处的物体，睫状肌也难以及时放松下来，这样眼睛的调节能力就下降了，常表现为可以看清物体的距离范围下降。

明目功呼吸吐纳，配合发音，动作舒缓柔和，有利于兴奋副交感神经，抑制交感神经过度兴奋。默念字句“眼睛湿润”，可以使意念专一，而眼睛湿润是由于泪腺分泌增加引起的，这些都与副交感神经兴奋有关。睁大眼睛尽力远望时交感神经兴奋，而放松时副交感神经兴奋。明目功通过刺激、调节交感神经、副交感神经的兴奋性，进而提高了睫状肌紧张与放松的调节能力。晶状体的变形范围增加了，看物体的距离范围也就增加了。这一观点在科学试验中得到了验证。测试数据显示，七八年级学生习练3个月明目功后，不仅眼调节幅度显著增大，而且不具有远、近屈光度眼与具有远、近屈光度眼的调节幅度也都显著增大，表明明目功确实可以显著提高眼的调节能力。值得指出的是，不论是否有屈光不正，都可以提高眼睛的调节能力。简而言之，持续习练明目功，视力不好的人可以提高视力，视力好的人可使眼睛更明亮、更灵活。

二、降低近视眼屈光度

眼睛折射光线的作用叫屈光，用光焦度来表示屈光的能力，叫作屈光度。眼睛不使用调节时的屈光状态，称为静态屈光，标准眼静态屈光的光焦度+58.64D。人眼在使用调节时的屈光状态，称为动态屈光，其光焦度强于静态屈光的光焦度。由于眼睛屈光度不正确，造成不能准确地在视网膜上成像，就是视力缺陷。采用现代先进的电子检测技术，用电脑验光，可以准确地检测出眼睛的屈光度。测试数据显示，近视眼在习练明目功3个月后，眼球屈光度有所减小，说明明目功可以有效地防治近视。青少年在发育时期，眼轴会逐渐增长，所以屈光度会逐渐增加，视力也从婴儿的远视逐渐发展为正常视力。正是由于眼轴的生理性增长，使得青少年近视难以缓解。

青少版明目功采用多种刺激方法，使得睫状肌放松，晶状体屈光度减小。长期坚持练习，眼睛的调节能力逐渐恢复，久而久之，眼睛的屈光度也就恢复到了正常水平，甚至能使眼睛发育恢复到正常范围。测试数据显示：青少版明目功组中双眼均具有近视屈光度者38人，具有近视屈光度眼主导眼与非主导眼各为38只眼，经习练明目功3个月后，主导眼无效19只眼，有效9只眼，显效8只眼，痊愈2只眼，有效率为50%；非主导眼无效16只眼，有效8只眼，显效10只眼，痊愈4只眼，有效率为57.9%。青少年眼球在发育期，眼周会逐渐加大，这也是青少年近视会逐渐加深的生理原因。测试数据显示，习练青少版明目功3个月后，有半数受试对象的主导眼和超过半数的非主导眼近视度数降低，甚至恢复正常。此为明目功防治近视眼提供了数据支撑。

三、削弱眼调节滞后量

调节反应为个体应对某调节刺激所产生的实际调节量。以调节反应大于或低于调节刺激来说明个体对同一调节刺激所做出反应的准确性，并以“调节超前”和“调节滞后”来表达。对一定量的调节刺激，不同个体有不同的调节反应。对近距离物体进行调节时，视网膜共轭点较所视物体偏后，对于近点视标的调节反应一般情况下比调节刺激稍微低些。调节反应低于调节刺激的屈光度的量就是“调节滞后”，调节反应大于调节刺激时称为“调节超前”。

实验证明，青少版明目功中反复交替的眼部刺激，可以有效地提高神经的灵敏性和反应速度。眼睛看近处的一个物体时，需要减小屈光度才能看清物体。当看清物体后，再极目远望，眼睛需要马上做出反应，加大屈光度才能看清物体。当看清物体后，再次看近处物体，如此反复操作，使眼睛的调节能力不断接受锻炼，功能也会随之得到加强。另外，穴位点按、转眼球等都可以刺激眼部组织，调节眼部肌肉，对削弱眼调节滞后量都有帮助。实验结果也证明，持续3个月习练明目功，受试对象的眼调节滞后量显著降低（$p < 0.05$）。

四、改善眼部血液供应

提高副交感神经兴奋性，可以使血管扩张，增加血液供应。人体的中心温度高于体表温度。血液从心脏射出，温度基本是中心温度，随着血液进入毛细血管、接近体表，温度逐渐下降。血液供应增加时会引起局部温度相应升高；反之，局部温度升高，往往预示着血液供应增加。实验运用红外摄像的方法对眼部温度进行测量，主要选取了眼周6个有代表性的穴位，分别是攒竹穴、睛明穴、四白穴、外眼角、太阳穴、瞳孔进行观察，以期能较为准确地获得眼部皮肤的温度。结果显示，习练青少版明目功后眼部温度显著提高（图2）。

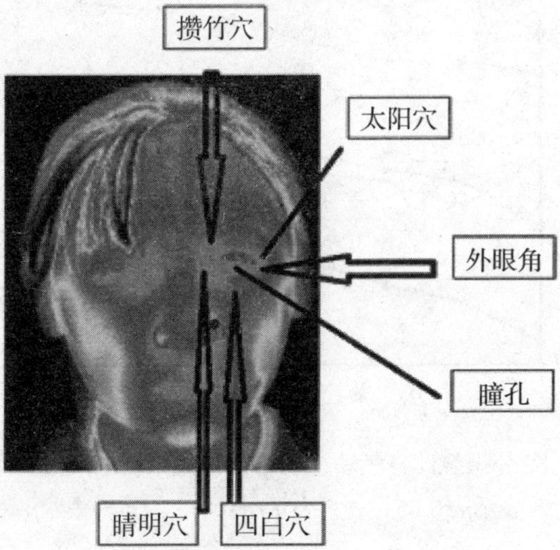

图2　实验使用红外摄像对眼部温度测量结果

体表温度红外热成像技术在短距离内较为稳定，能较好地反映体表温度。而温度变化一般认为是由于局部微循环改变引起的，温度升高表明血液循环加快。习练明目功后，眼部周围体表温度明显升高，且升高幅度、升高过程相似，左眼与右眼图形相似，说明功法的作用具有较好的稳定性。瞳孔的温度明显升高，甚至比那些点按到的穴位的温度变化更明显，说明青少版明目功不仅仅只是提高点按部位的温度，还能提高眼部其他未点按到部位的温度。其机理有待进一步深入研究（图3、图4）。

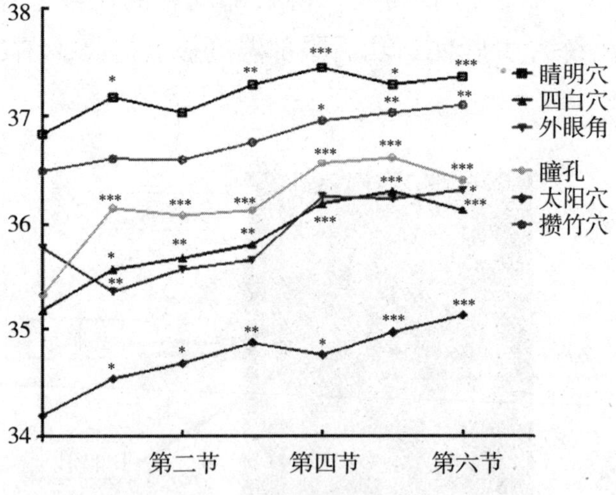

图3　红外摄像健身气功·明目功过程中左眼穴位的温度变化

注：* 表示$p<0.05$；* * 表示$p<0.01$；* * * 表示$p<0.001$。

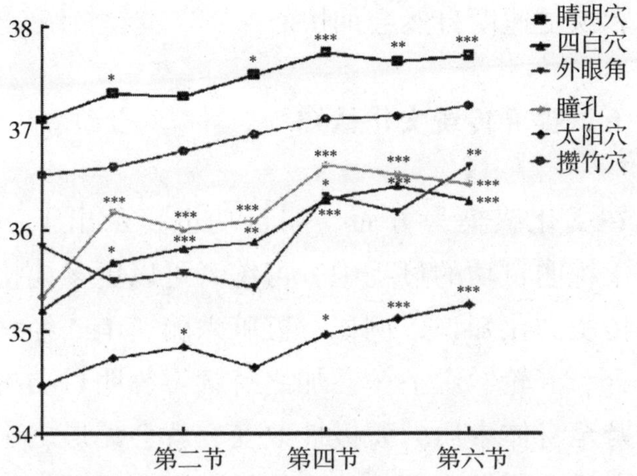

图4　红外摄像健身气功·明目功过程中右眼穴位的温度变化

注：* 表示$p<0.05$；** 表示$p<0.01$；*** 表示$p<0.001$。

青少版明目功要求点按眼睛周围的穴位，可以刺激眼部的经络组织，调节气血，改善局部组织的血液供应。眼球向不同方向转动、用力睁大双眼、极目远眺，都可以使眼动肌有规律地紧张与收缩，这样也可以刺激血管，提高血液供应。掌心的温度往往较高，双手掌心熨目，也具有热敷作用，可以提高眼部温度。默念字句可以刺激副交感神经，同样可以扩张血管。当这些方法反复综合使用时，改善局部血液循环的作用就会明显加大，使得局部体表温度显著升高。丰富的血液可以带来充足的营养物质，并且运走代谢的产物。当局部组织的内环境得到改善，眼睛功能的调整和恢复速度自然会加快。

五、提升传统文化认知

在文化感染力方面，明目功也显示出了一定效果。学练明目功的过程中，习练者可以更多地接触到中国传统文化知识，例如，五脏六腑、十二经络、动静结合、五轮学说……。加之持续习练明目功再带来眼睛乃至身体素质的积极性改变，就会无形之中激发习练者深入了解中国传统文化的兴趣，帮助他们从潜移默化中走进传统文化的大门。问卷调查表明，中学生持续习练明目功3个月后，比同期学练其他眼部保健操的同学，不仅对中医知识产生了浓厚兴趣，而且对穿汉服、听喜剧、练书法、画国画、练健身气功等也表现出更多热情。

任何一个脏腑功能发生变化，都不是简单的、孤立的，而是整个人体发生变化的局部显示。眼睛通过经络与脏腑紧密相连，眼睛功能的改变，也不仅是眼睛局部的变化，而是反映了整个人体内环境、功能状态的改善。由此可见，习练青少版明目功必然对改善整体健康具有促进作用，这有待在今后的效果测试中加以系统观察。

第二章

功法功理

第一节　功法名称

预备势

第一式　疏肝明目

第二式　健脾养目

第三式　强肾健目

第四式　转颈运目

第五式　五轮滋目

第六式　远视调目

收势

第二节　功法基础

一、身型

（一）坐姿

身体端坐，两脚自然分开，与肩同宽。头正颈直，两唇轻合，含胸拔背，沉肩坠肘，腰部竖直，臀部坐稳，屈膝约90°，两臂自然下垂，两手放于膝上，两脚平踏于地，脚尖朝前（图5）。

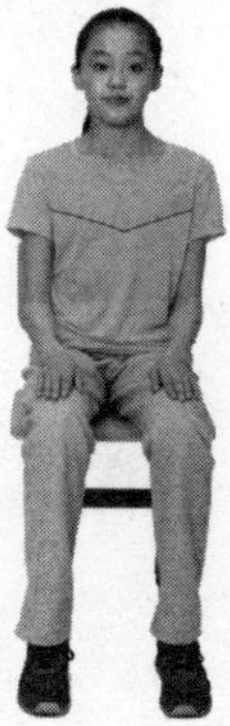
图5

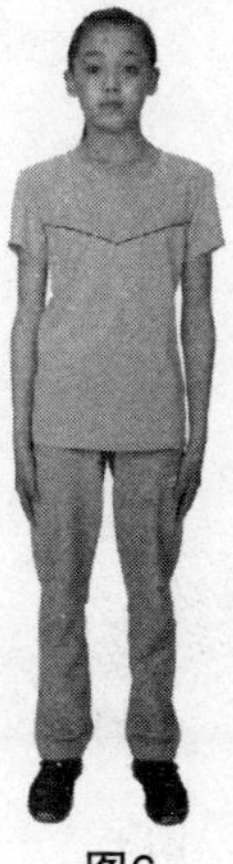
图6

（二）站姿

两脚开立，与肩同宽，头正颈直，两唇轻合，含胸拔背，沉肩坠肘，收腹敛臀，两腿自然站立，两臂自然垂于体侧，两手中指贴于裤缝处，脚尖朝前（图6）。

二、手型

（一）自然掌

五指并拢，自然伸直，掌心微含（图7）。

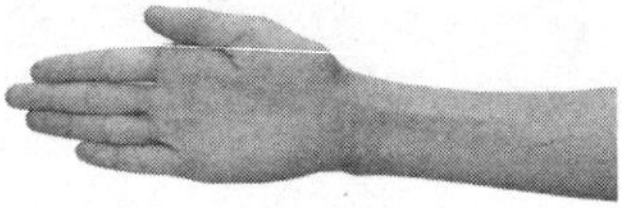

图7

（二）空心掌

五指自然并拢，掌心内含，指掌弯曲约135°（图8、图8附图）。

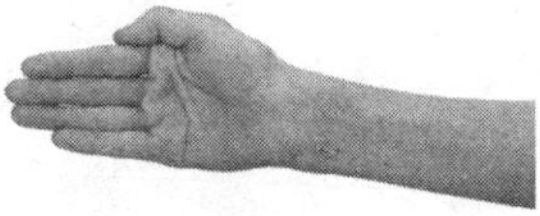

图8

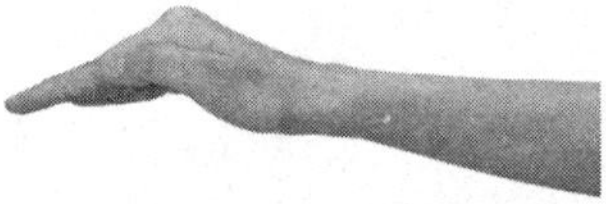

图8附图

（三）扣指

四指微微并拢，第一二指节微屈，掌心含空（图9）。

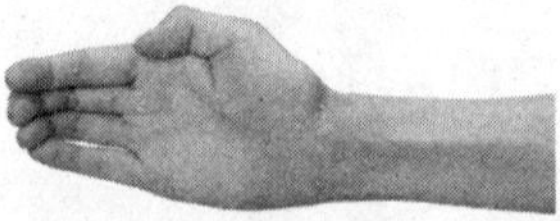

图9

三、口型

（一）“嘘”字口型

两唇轻合，中留缝隙，齿微启，嘴角稍用力后引，气从上下牙间、舌两边空隙中呼出体外，发“嘘”音（图10）。

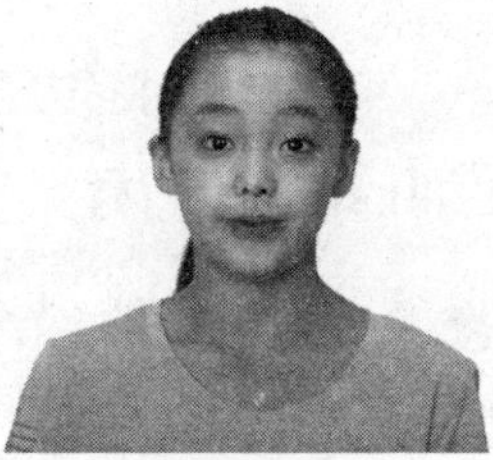

图10

（二）“呼”字口型

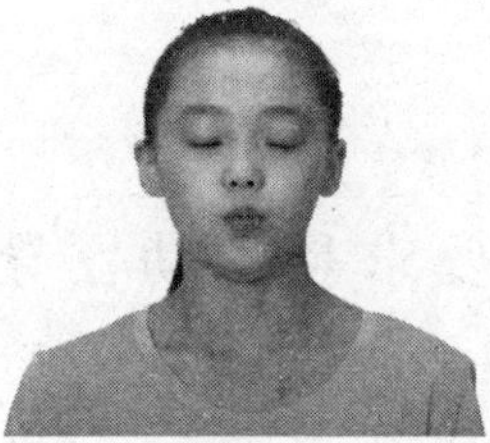

图11

舌两侧上卷，口唇撮圆，气从喉出，在空腔中形成气流，经撮圆的口唇呼出体外，发“呼”声（图11）。

（三）“吹”字口型

舌尖微向上翘，嘴角后引，上下牙相对，两唇向两侧拉开收紧，如吹箫状，发“吹”音（图12）。

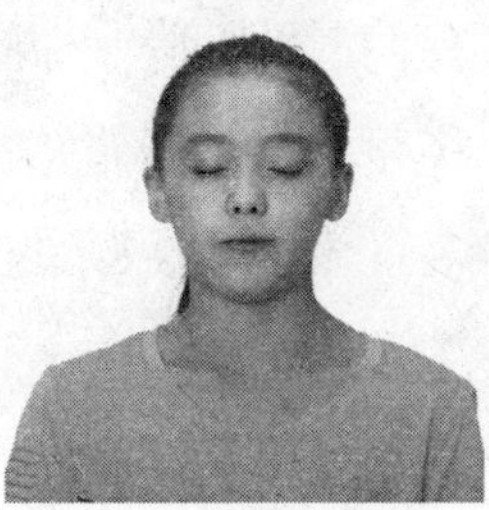

图12

四、呼吸

本套明目功前三式对呼吸运用的总体要求是自然吐纳法，读字发音时都要发平声，音低沉，与胸腹腔产生共鸣。发音读字时吐出脏腑之浊气，随即两唇轻合，手掌心对准瞳孔，心中默念“眼睛湿润1—2—3—4—5—6”；后三式运用的主要是自然呼吸，也就是不加意念支配，实质是不调息而息自调。

五、意念

本功法中对意念运用的总体要求是，动作导引、意念活动都必须符合人体经络的走向。前三节主要是意随手动，也就是意念跟着手的运动而移动，实际是激发了人体十二经络的气血运行，具有整体调节人体功能状态的作用。此外，功法中还采用有意念眼睛、脚和丹田等方法，主要就是要体会这些部位的感觉。值得注意的是，本功法意念眼部较多（体会眼睛的感觉），当练完每一式时，切记要注意体会脚的感觉，目的是引气下行至脚，促使全身气血阴阳平衡。

第三节 功法操作

预备势

（一）动作说明

动作一：身体端坐，两脚自然分开，与肩同宽，屈膝约90°；头正颈直，两唇轻合，舌体轻抵上腭；两臂自然下垂，两手掌心向下自然放于大腿上（图13）。

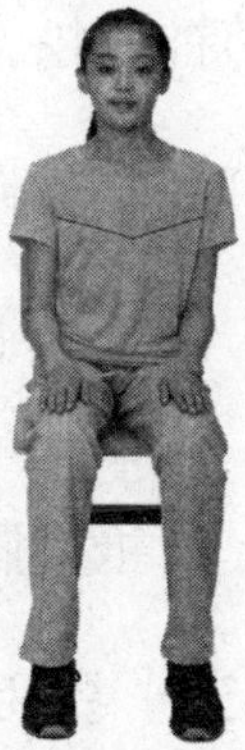

图13

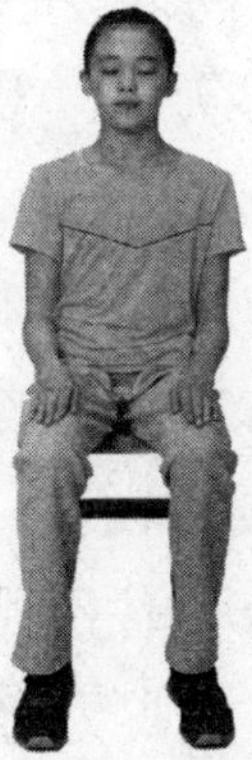

图14

动作二：双眼微闭，心中默念“眼睛湿润1—2—3—4—5—6”（图14）。

（二）呼吸方法

自然呼吸。

（三）意念活动

精神放松，排除杂念。两眼微闭时意在眼部。

（四）技术要点

1. 端坐需始终保持身体中正。
2. 注意全身放松，注意力集中。
3. 舌抵上腭时注意是舌体前1/3轻轻贴住上腭。

（五）易犯错误与纠正方法

1. 上身歪斜，头颈不正、低头。可采用调整自身重心，下颌微内收，两眼平视前方等方式予以纠正。

2. 颈肩僵硬，挺胸塌腰。注意要保持正身端坐，可采取先耸肩上提再轻放下的方法，纠正颈肩僵硬错误；可采用大椎部位微上提并后贴衣领、小腹微内收、尾闾下垂的方法，纠正挺胸塌腰错误。

3. 舌抵上腭时用舌尖过分用力顶住上腭。注意舌抵上腭的部位是舌体前1/3，用力方式为轻贴。

（六）功理与作用

端正身型，宁静心神，调匀呼吸，启动气机，培育元气，使习练者进入练功状态。

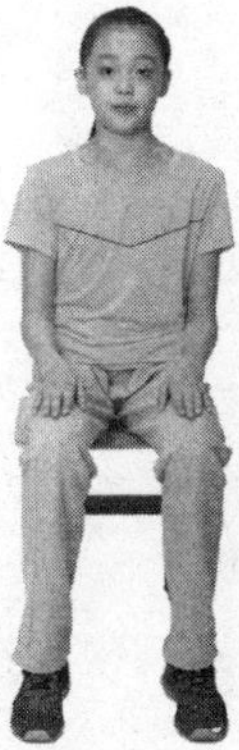

图15

第一式　疏肝明目

（一）动作说明

动作一：双目瞪圆，两唇轻合，齿微启，嘴角稍用力后引，发“嘘”音（图15、图16）。

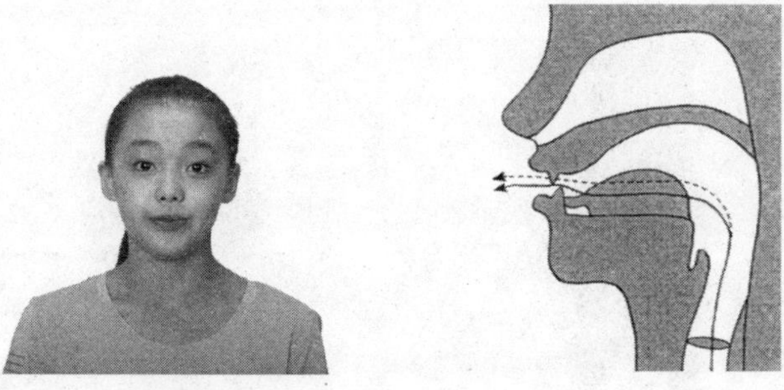

图16　发“嘘”口型示意图

动作二：双眼微闭，两手掌心翻转向上，沉肩坠肘，经体前屈肘收前臂至两掌心对准瞳孔，轻抚于两眼之上，心中默念“眼睛湿润1—2—3—4—5—6”（图17～图19）。

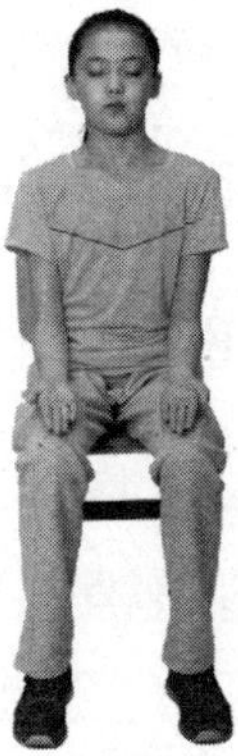

图17

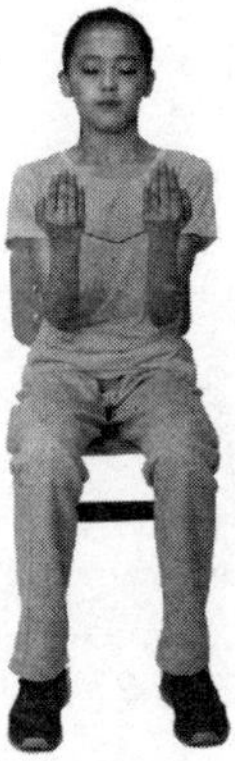

图18

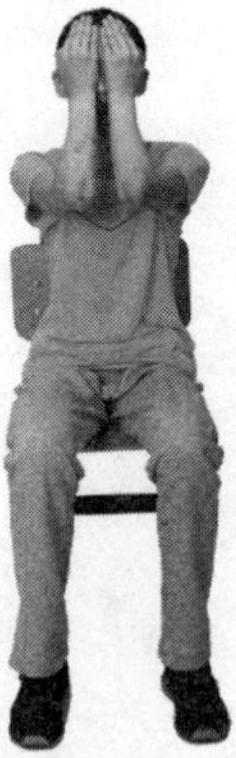

图19

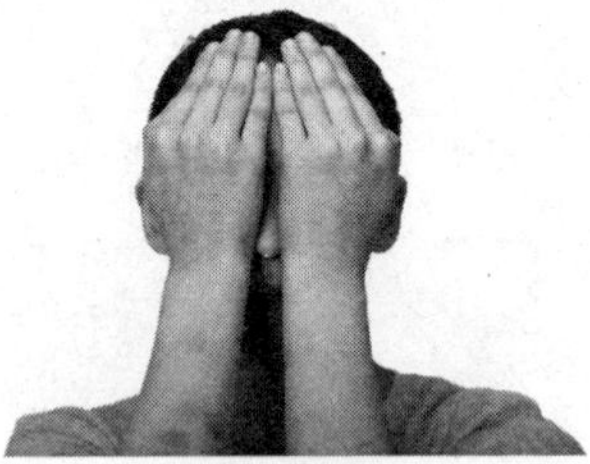

图19附图

动作三：双手抚面而下，至胸部与乳同高时转为四指相对、拇指朝上，然后双掌经胸部至上腹部时转为两手拇指相对、四指向下，下行至腹部与脐同高时，双手再摩运至腰部两侧髂骨位置下行，沿大腿外侧自然收于两大腿上，体会脚的感觉，恢复至预备势；双眼微闭（图20～图26）。

重复动作一至动作三5遍，共做6次。

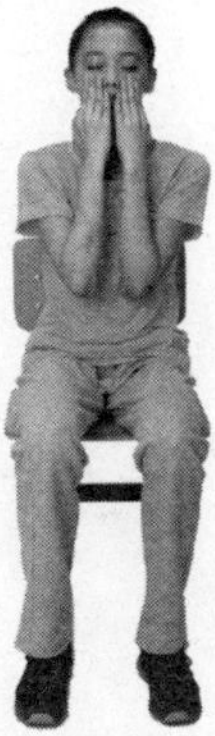
图20

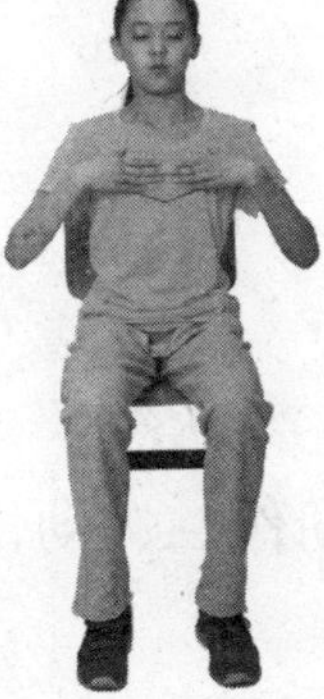
图21

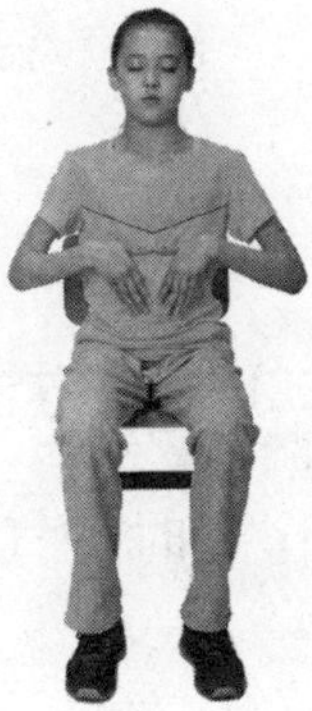
图22

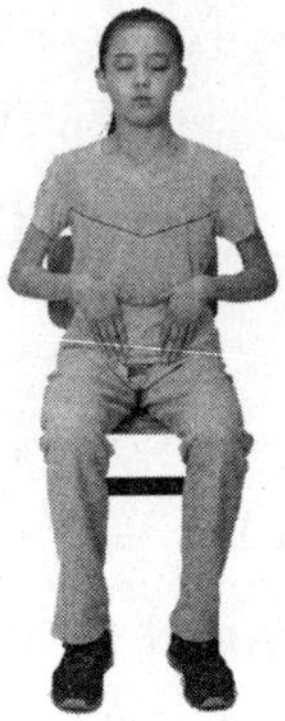

图23

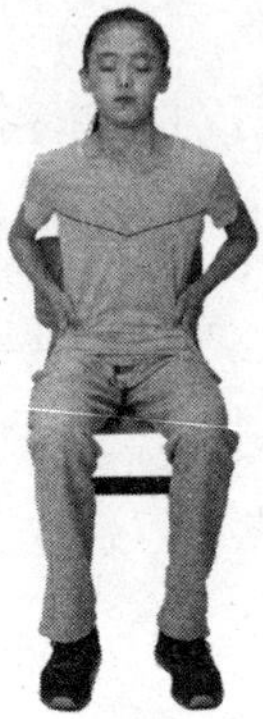

图24

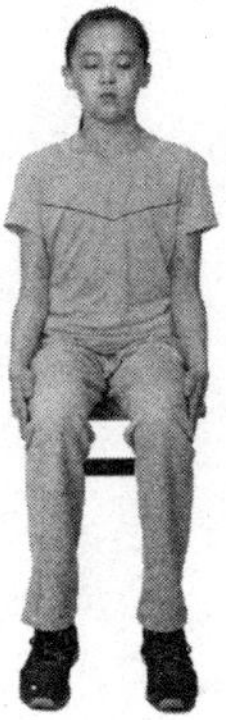

图25

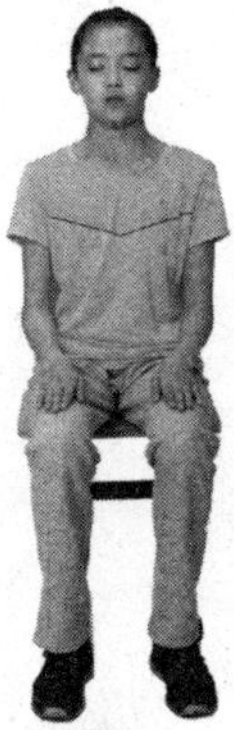

图26

（二）呼吸方法

动作一时呼气发“嘘”音，动作二、动作三时自然呼吸。

（三）意念活动

动作一、动作二意念在眼部，动作三意随手走，最后体会脚的感觉。

（四）技术要点

1. 发“嘘”音的口型要准确。

2. 默念环节要节奏均匀，意在眼部。

3. 双手运行路线要清晰，特别要注意双手在脸部、胸部、腹部的动作转换，体会脚的感觉不可省略。

4. 意随手走，在动作的转换处节奏要柔缓。

5. 掌根放在下眼眶上，劳宫穴对准瞳孔。

6. 为了准确掌握练功节奏，习练者特别是初学者，一定要跟口令词练习。

（五）易犯错误与纠正方法

1. 口型错误导致发音不准。要对照要领，反复操练，直至发出正确的“嘘”音。

2. 手部运行路线随意。注意划分好动作的节分点，尤其是在面部、胸部、腹部时动作转换要清晰。

3. 注意力不集中。注意排除杂念，专注练功，尤其要认真体会每一动的意念要求。

（六）功理与作用

“肝开窍于目”。发“嘘”音能改善肝功能，使肝血得以濡养；“肝气通于目”，在十二正经中，唯有肝经是本经直行脉直接上连目系的。发“嘘”音时意在眼部，可引肝经之气上注于目，使视力得以改善。瞳孔属水、掌心劳宫穴属火，两掌劳宫穴对准瞳孔，有心肾相交、水火相济之效。

科学证实，吸收进入人体内的维生素A，首先储存在肝脏，当人体需要时，它会和一种特定的蛋白质结合，从肝脏中运转出来，通过血液输送到眼部及全身，这时才能被组织细胞所吸收，发挥它的营养功效。如果肝脏功能亏损，势必会影响维生素A的输送，引起眼病。

此式整体经络走向为肝经—肺经—大肠经—胃经（图27），最后引气到脚，达到平衡气机的作用。读“嘘”字音时，引气沿肝经的路线由腿的内侧上行，经腹部、胸部，在胸部与肺经相接，沿手臂内侧到大拇指“少商穴”。两臂向面部合拢时，气沿大肠经的路线从手臂外侧到鼻孔两旁的“迎香”穴，再与胃经相接，循胃经路线下行，沿腿的外侧到第二脚趾的“历兑”穴。

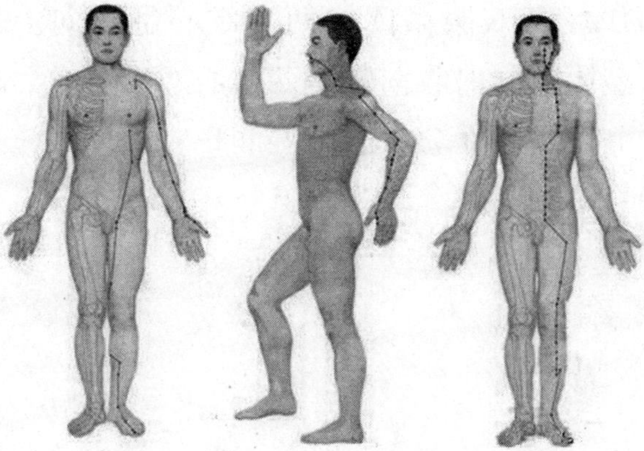

图27 肝经—肺经—大肠经—胃经

第二式 健脾养目

（一）动作说明

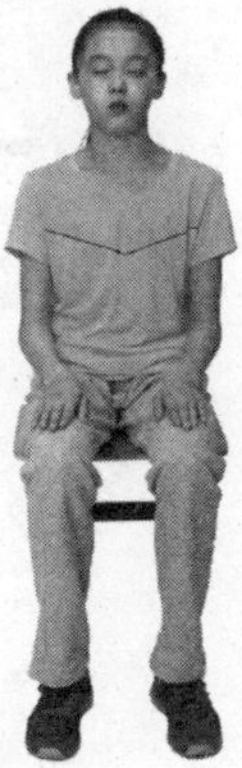

图28

动作一：接上式，口唇撮圆，气从喉出，在空腔中形成的气流，经撮圆的口唇呼出体外，发“呼”声（图28、图29）。

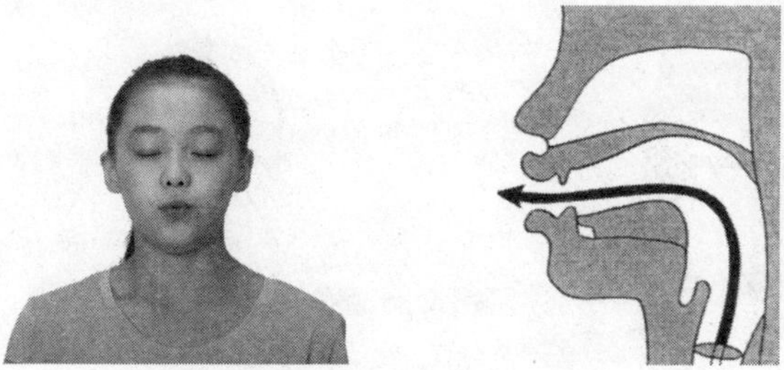

图29 发“呼”口型示意图

动作二：双眼微闭，两手掌心翻转向上，沉肩坠肘，经体前屈肘收前臂至两掌心对准瞳孔，轻抚于两眼之上，心中默念“眼睛湿润1—2—3—4—5—6”（图30～图32）。

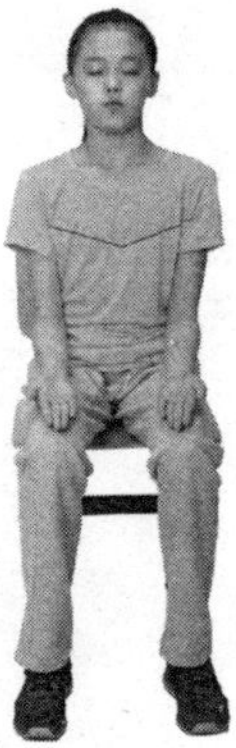

图30

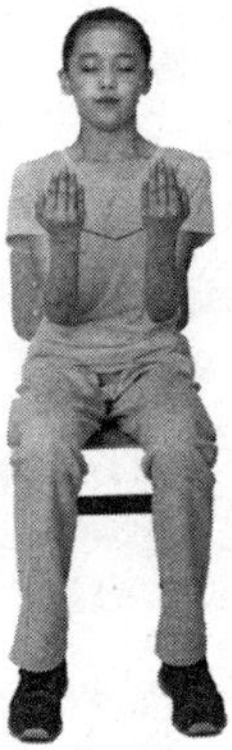

图31

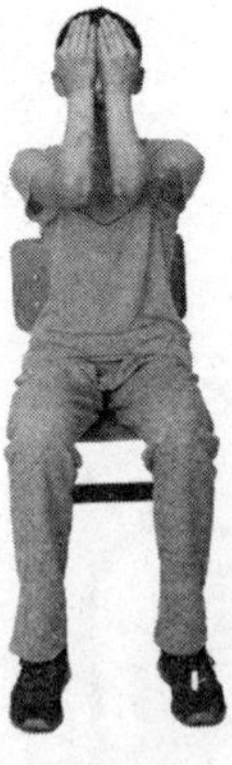

图32

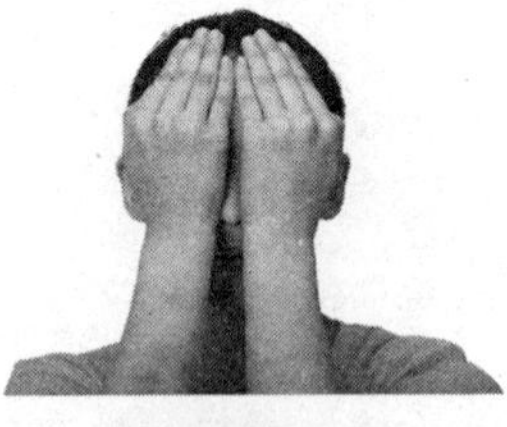

图32附图

动作三：以两手小指肚分别点按睛明穴3次，心中默念"1—2—3"（图33）。

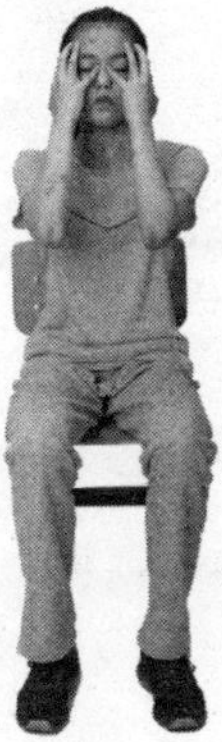

图33

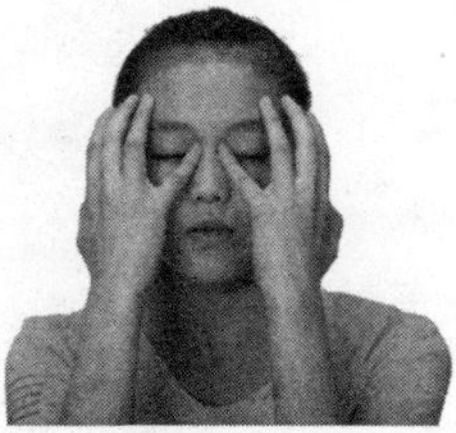

图33附图

动作四：接上势，双手如梳头之状从发际上行梳理，经头顶、脑后，然后分别绕至身后，掌心贴于腰部命门穴、掌指向下、两掌小指靠在一起下行，沿双腿外侧自然收于两大腿上，体会脚的感觉，恢复至预备势；双眼微闭（图34～图38）。

重复动作一至动作四2遍，共做3次。

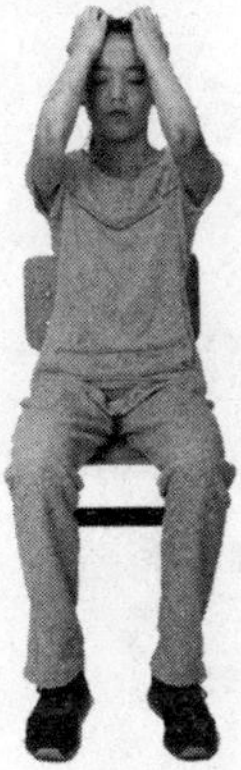

图34

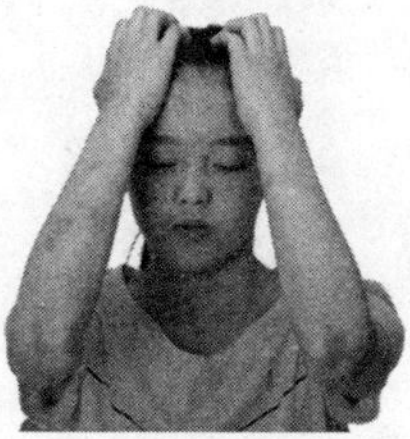

图34附图

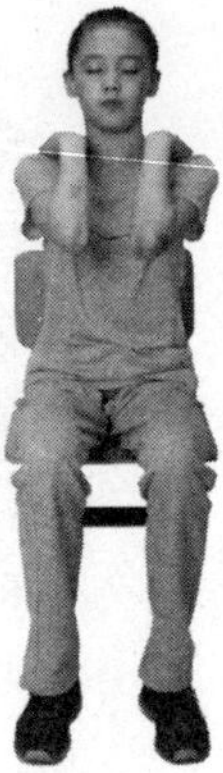
图35

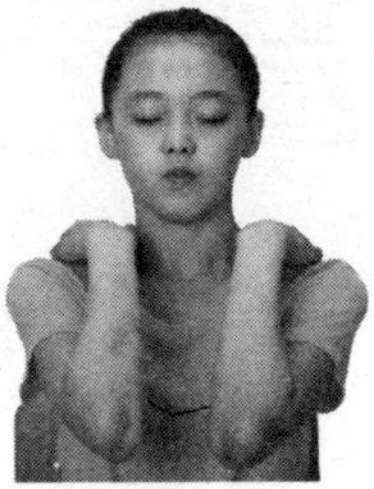
图35附图

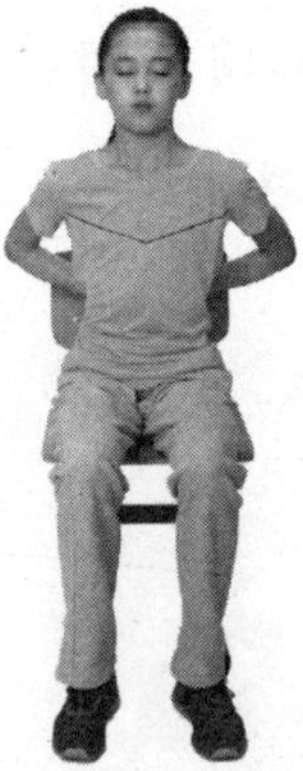
图36

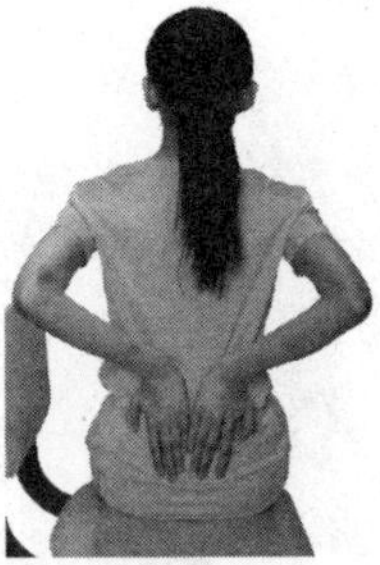
图36附图

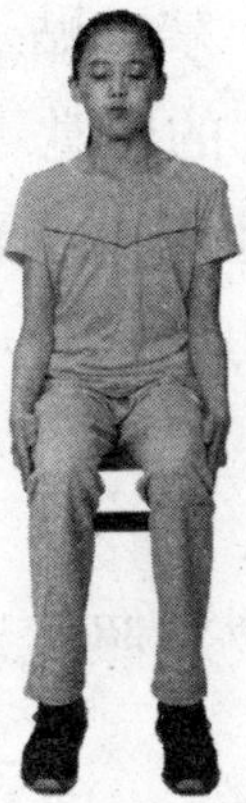

图37

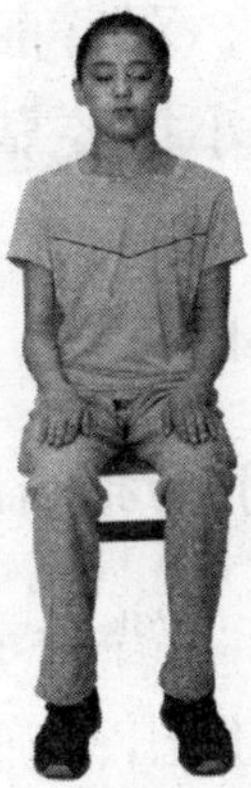

图38

（二）呼吸方法

动作一时呼气发“呼”音，动作二至动作四自然呼吸。

（三）意念活动

动作一、动作二意念在眼部；动作三意在睛明穴，在点按的同时，默念相应的数字；动作四意随手走，最后体会脚的感觉。

（四）技术要点

1. 发“呼”音的口型要准确。

2. 默念环节要节奏均匀，意在眼部。

3. 双手运行路线要清晰，特别要注意双手在头部、肩部、背部的动作转换；双手五指张开上行要如梳头状，双臂前臂平行、坠肘；掌心贴于后背下行时，两掌小指要靠在一起；体会脚的感觉不可省略。

4. 意随手走，在动作的转换处节奏要柔缓。

5. 势断意连，掌绕至后背时切忌耸肩。

（五）易犯错误与纠正方法

1. 口型错误导致发音不准。要对照要领，反复操练，直至发出正确的“呼”音。

2. 手部运行路线随意。注意划分好动作的节分点，尤其是在头部、肩部、背部时动作转换要清晰。

（六）功理与作用

中医理论认为，发“呼”音能健脾养目。“脾主运化，为后天之本”：“五脏六腑之精气皆禀受于脾”。发“呼”音时，意念在眼部，自然引脾经之气上行，从而起到改善视力的作用。

脾主运化水谷，为气血化生之源。若脾气虚弱，不能将精微物质上运于目，目失所养，视力自然下降。脾主统血，血养目窍，若脾气虚弱，失去统摄的功能，则易引起眼部的出血症。脾主肌肉，若脾虚，睫状肌的肌力不够，眼轴容易变长，造成近视；胞睑肌肉无力升举，造成上胞下垂。若脾有实火，浊阴不能下降，上泛于目，胞睑肿痛。眼底黄斑部由脾所主，若脾虚，运化功能失常，水湿停滞，黄斑部就会有水肿、渗出、眼底出血、出血侵入玻璃体，会造成混浊，玻璃体混浊严重，可发生视网膜脱离。脾的生理功能正常，五脏六腑之精气，才能上贯于目，目得濡养而能视。

经络走向为脾经—心经—小肠经—膀胱经（图39）。读“呼”字诀时，引气沿脾经的路线，从腿的内侧上行，经腹部至胸部与心经相接，再沿手臂的内侧到小指指端“少冲”穴。两掌抚于眼部时，气沿手臂外侧到耳屏前“听宫穴”；再循手导引的方向引气沿膀胱经的路线下行，经头部、背部、臀部、腿的外侧到第五足趾的“至阴”穴。

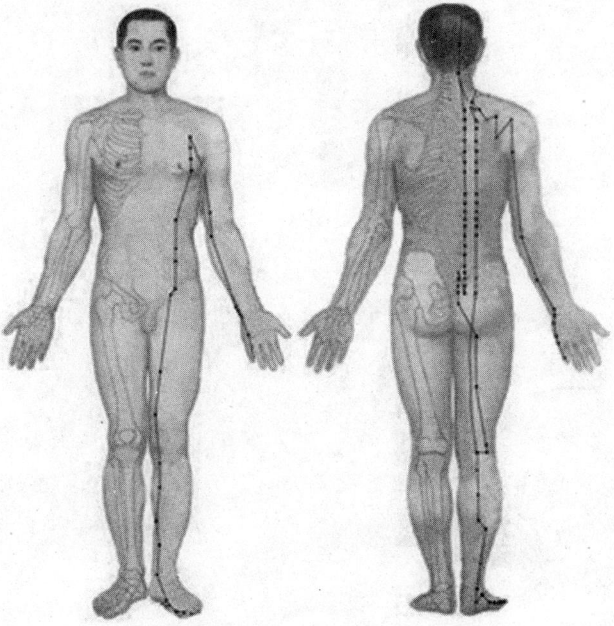
图39　脾经—心经—小肠经—膀胱经

第三式　强肾健目

（一）动作说明

动作一：接上式。舌尖微向上翘，撮口，如吹箫状，发出“吹”音（图40、图41）。

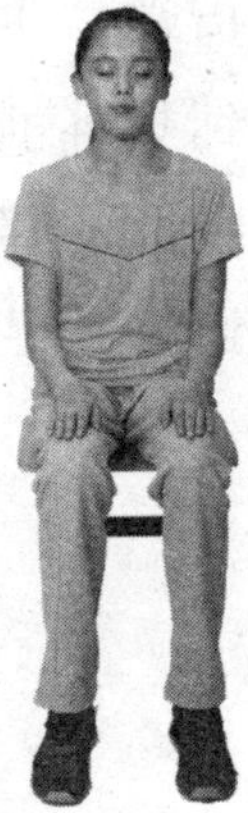

图40

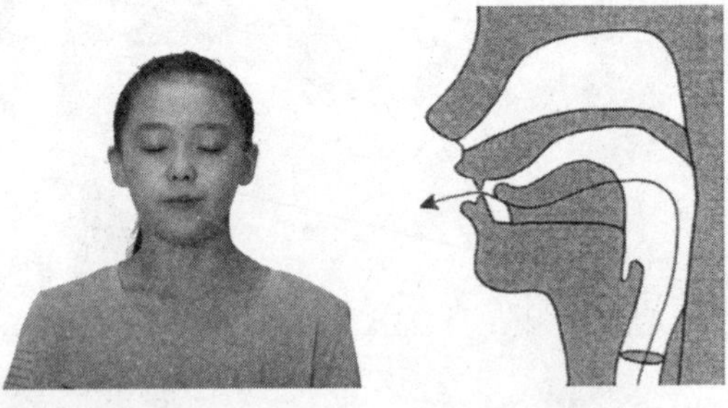

图41　发“吹”口型示意图

动作二：双眼微闭，两手掌心翻转向上，沉肩坠肘，经体前屈肘收前臂至两掌心对准瞳孔，轻抚于两眼之上，心中默念“眼睛湿润1—2—3—4—5—6”（图42～图44）。

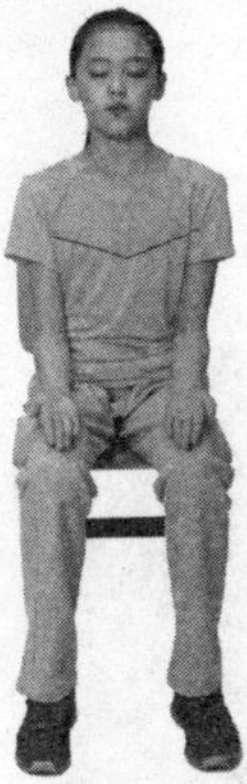

图42

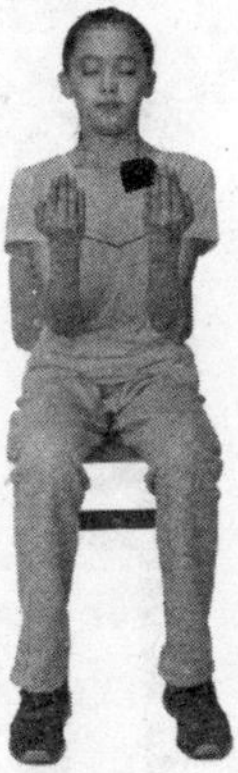

图43

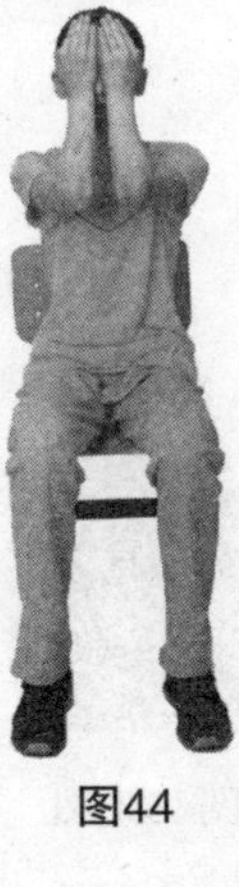

图44

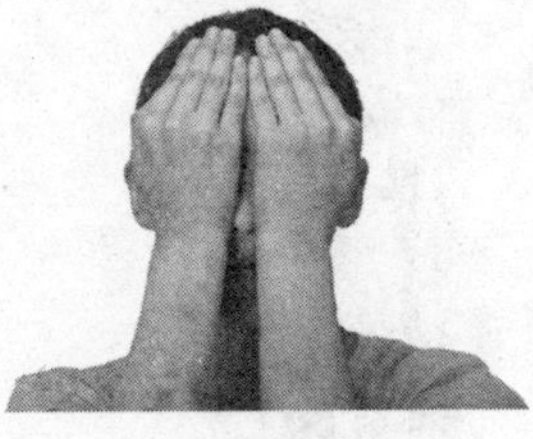

图44附图

动作三：双手轻抚鬓角、耳后、颈部、肩部，至胸部两侧，双手沿体侧摩运至腰部两侧，继续下行至臀外侧，再沿大腿外侧自然收于两大腿上，体会脚的感觉，恢复至预备势；双眼微闭（图45～图52）。

重复动作一至动作三2遍，共做3次。

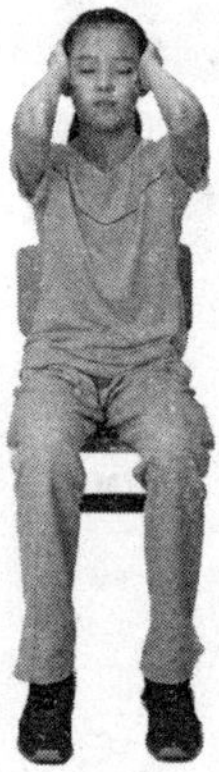

图45

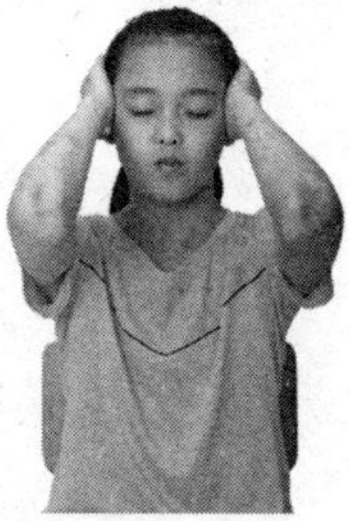

图45附图

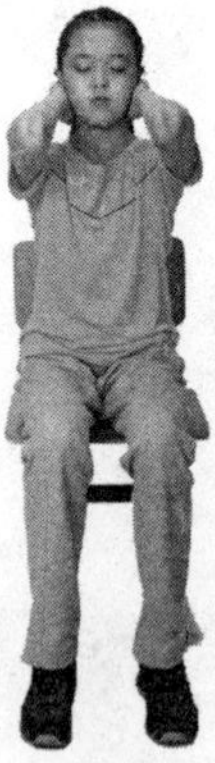

图46

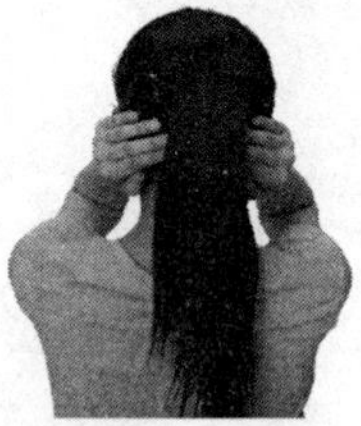

图46附图

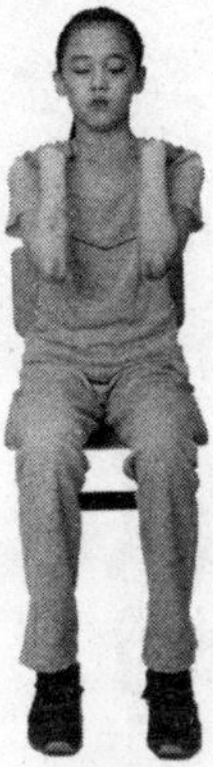
图47

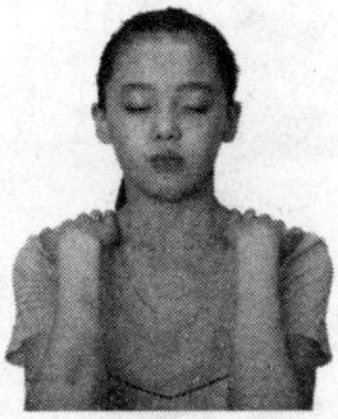
图47附图

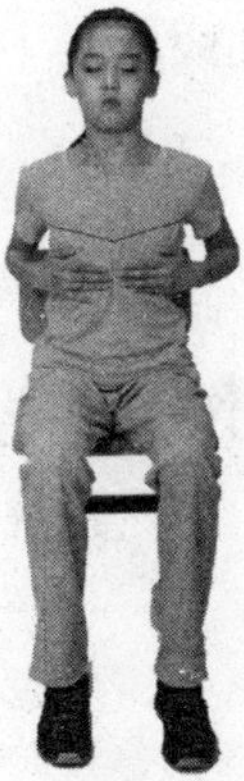
图48

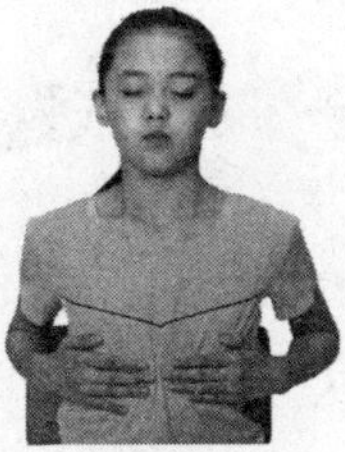
图48附图

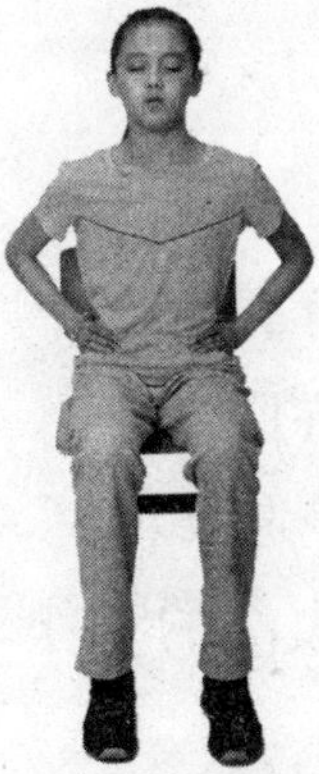
图49

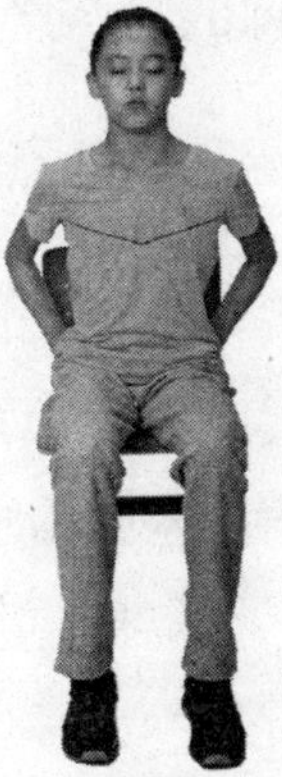
图50

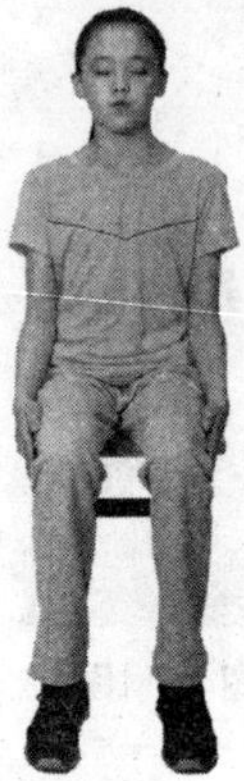

图51

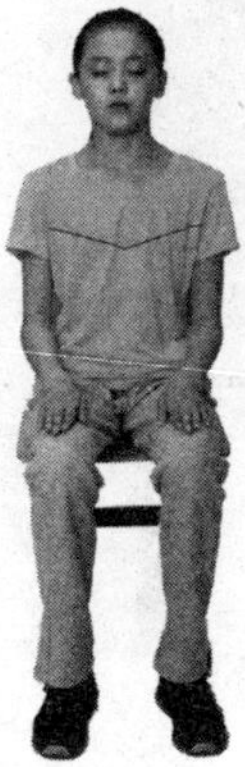

图52

（二）呼吸方法

动作一时呼气发“吹”音，动作二、动作三自然呼吸。

（三）意念活动

动作一、动作二意念在眼部；动作三意随手走，最后体会脚的感觉。

（四）技术要点

1. 发“吹”音的口型要准确。

2. 默念环节要节奏均匀，意在眼部。

3. 双手运行路线要清晰，特别要注意双手在鬓角、耳后、颈部、肩部、胸部、腹部的动作转换，体会脚的感觉不可省略。

4. 意随手走，在动作的转换处节奏要柔缓。

（五）易犯错误与纠正方法

1. 口型错误导致发音不准。要对照要领，反复操练，直至发出正确的“吹”音。

2. 手部运行路线随意。注意划分好动作的节分点，尤其是在鬓角、耳后、颈部、肩部、腹部时动作转换要清晰。

（六）功理与作用

读“吹”有补肾的作用。肾为五脏之本，生命之源，肾藏精，精微生活活动的基本物质。意念在眼部，自然引肾经之气上行，使眼部得以濡养，视力得以改善。

肾主精，眼之能视，有赖于精气的濡养。瞳神属肾，结构复杂精细，为眼产生视觉的重要部分；若肾亏，则瞳神无光，视物渺茫。肾主脑髓，肾精充沛，髓海丰满，目光敏锐；若肾亏，则目光迟钝，视物不清。肾主津液，若肾虚，眼干涩，易疲劳，晶体变白，视力下降。肾主人体水液代谢，若肾亏，水液代谢功能发生障碍，使水湿上泛于眼，造成眼珠隐痛，视力下降，以致失明。

经络走向为肾经—心包经—三焦经—胆经（图53）。读“吹”字时，引气沿腿的内侧上行，贯脊入肾，在胸部与心包经相接，沿手臂内侧到中指指端“中冲”穴。双手抚于眼部时，气沿手臂外侧循三焦经的路线到外眉梢“丝竹空”穴，再引气循胆经的路线下行，经腿的外侧到第四足趾的“窍阴”穴。

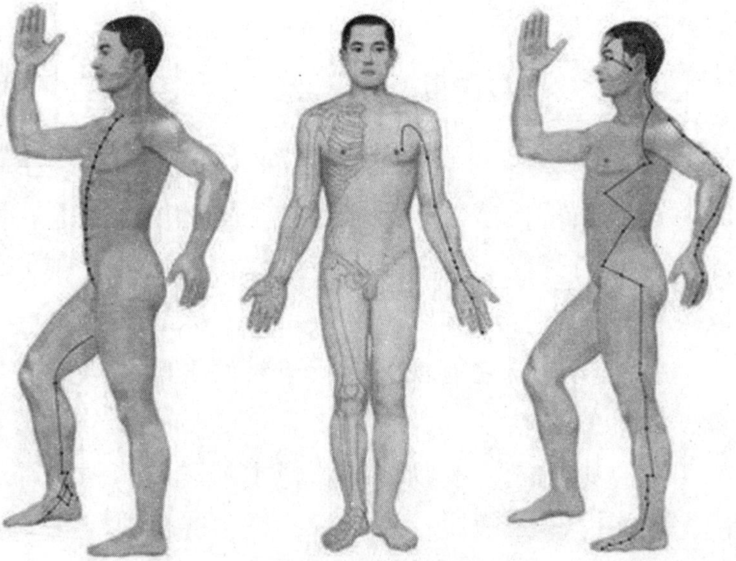

图53　肾经—心包经—三焦经—胆经

第四式　转颈运目

（一）动作说明

动作一：接上式。精神集中在眼部，睁眼，身体不动，先将面部水平转向右肩上方，目光向右肩后方远视（图54、图55）。

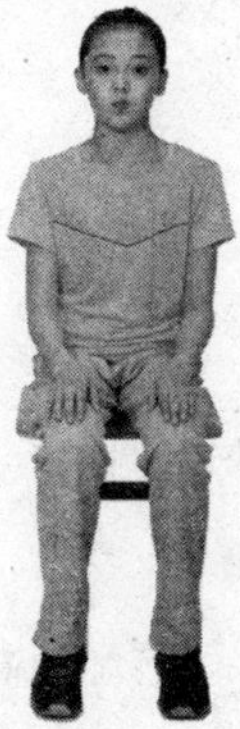

图54

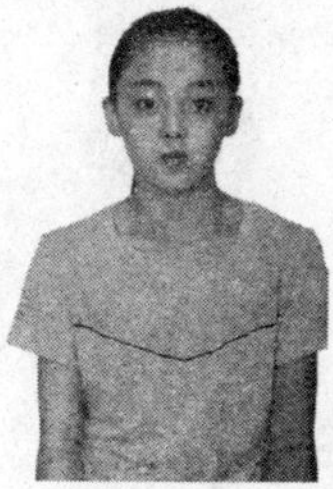

图54附图

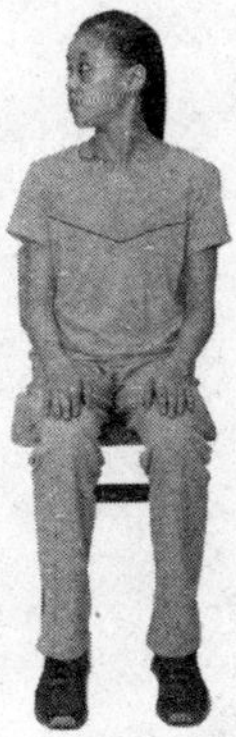

图55

动作二：然后低头，向左下方转动，至左肩上方，目光向左肩后方远视（图56、图57）。

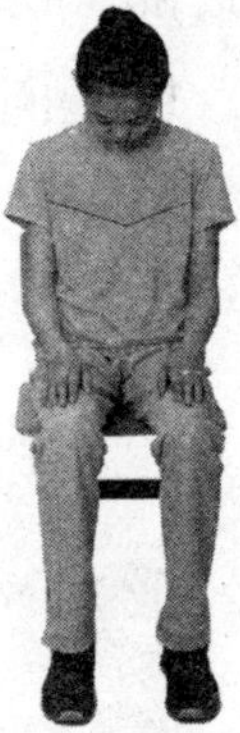

图56

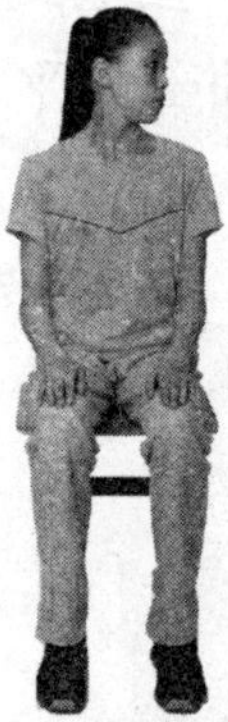

图57

动作三：仰头，向右上方转动，至右肩上方，目光向右肩后方远视（图58、图59）。

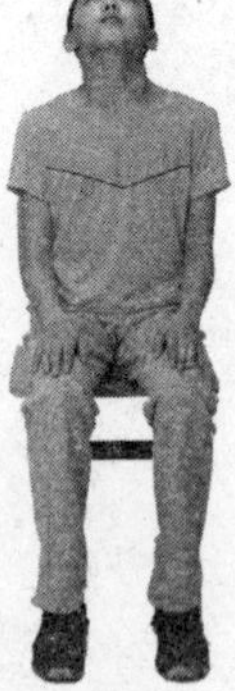

图58

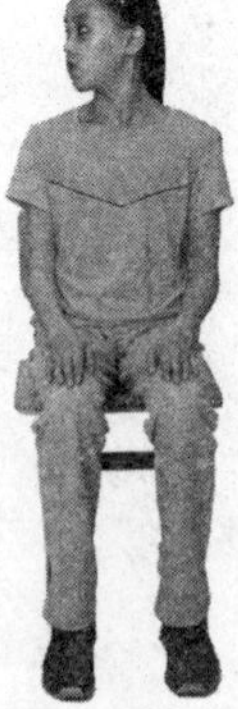

图59

动作四：头转正，目视前方（图60）。

重复动作一至动作四，唯方向相反（图61～图66）。

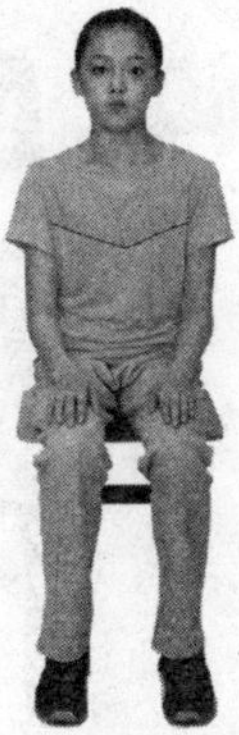
图60

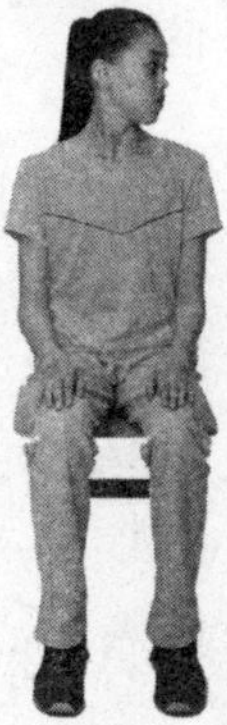
图61

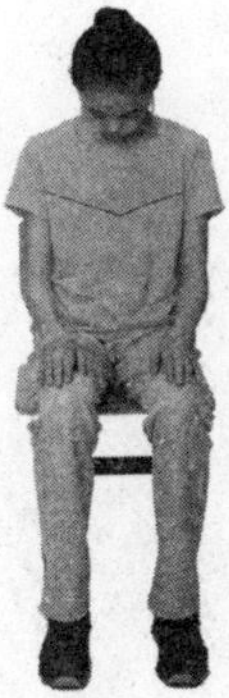
图62

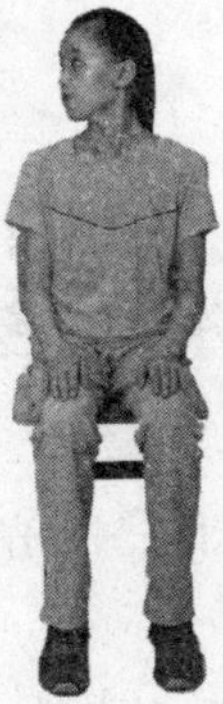
图63

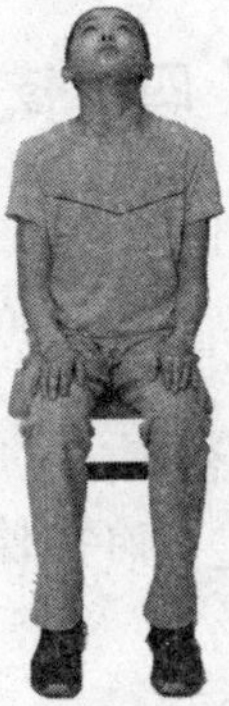
图64

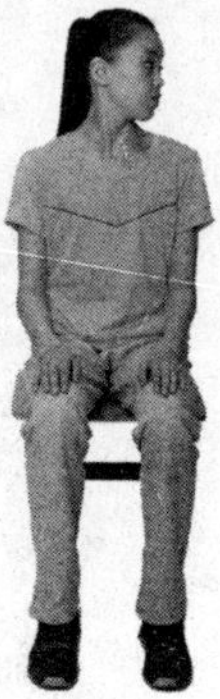
图65

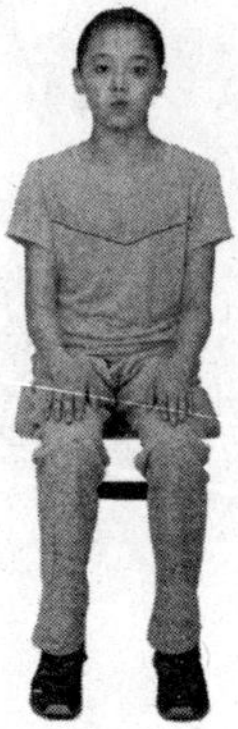
图66

（二）呼吸方法

自然呼吸。

（三）意念活动

精神集中在眼部，每转动一圈的同时默念“眼球转动—转动自如—颈部放松”。

（四）技术要点

1. 头部转动路线为立圆。转动划圆幅度可以加大，但不应做到极限程度，要自然缓慢，徐徐而行，不可太急太促。

2. 眼球随颈部的转动而转动，目光随转动向各方远视。

3. 眼疾、高血压、颈椎病等患者需遵医嘱习练此式，注意转动的幅度要小，低头仰头不要用力。

4. 单练此式功法时，要注意转颈次数不能太多。

（五）易犯错误与纠正方法

1. 转动时身体晃动、头部前俯后仰幅度太小或太大。注重保持端坐姿势，头部转动幅度要适中。

2. 转动过程中速度太快。要注意缓慢、均匀。

3. 转动时闭眼。须睁眼，目光随头部转动向各方远视。

（六）功理与作用

颈项为任督二脉之枢纽，人体十四经脉之通道。外感内侵，则颈项强直；内伤外现，则颈项倾垂或后仰。活动颈项可使经络疏通，血流旺盛，减少供血不足之弊端。运目可使眼部精气血充盈，真气旺盛，津液滋生，眼球得以濡润，五轮得以修复，从而达到明目健脑的效果。久做此式能扩大视野，对预防斜视也有较好的效果。

第五式　五轮滋目

（一）动作说明

动作一：接上式。两眼微闭，食指、中指、无名指、小指微微并拢成扣指，用四指的指肚点按下眼眶4次，心中默念“按—摩—缓—慢”（图67、图68）。

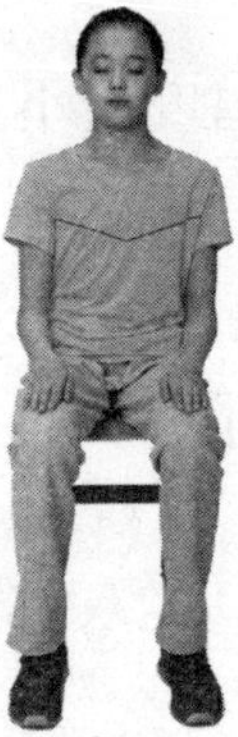
图67

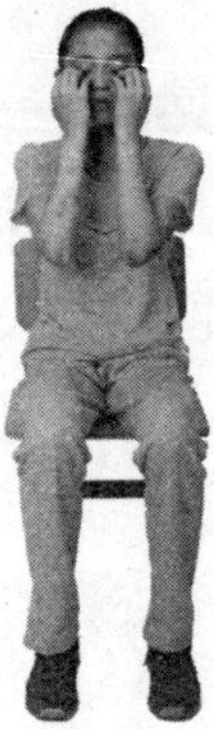
图68

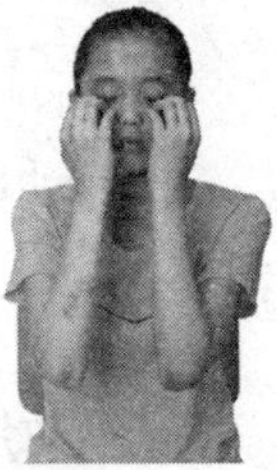
图68附图

动作二：用四指的指肚点按外眼角4次，心中默念“1—2—3—4”（图69）。

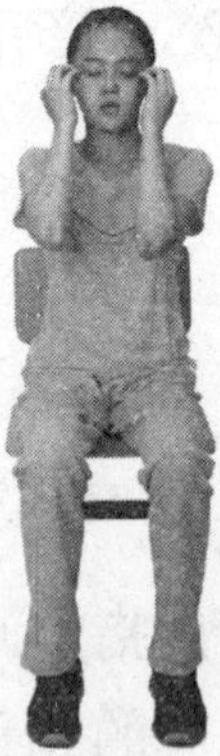
图69

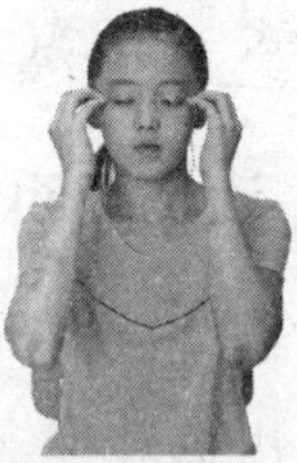
图69附图

动作三：用四指的指肚点按上眼眶4次，心中默念“意—念—集—中”（图70）。

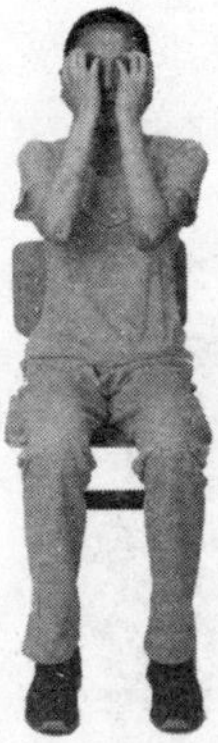

图70

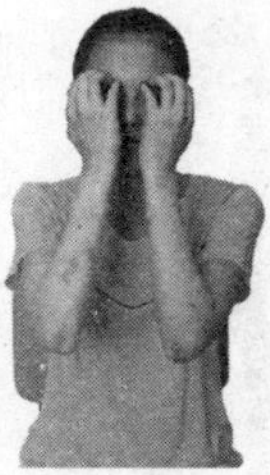

图70附图

动作四：用四指的指肚点按发际处4次，心中默念“1—2—3—4”（图71）。

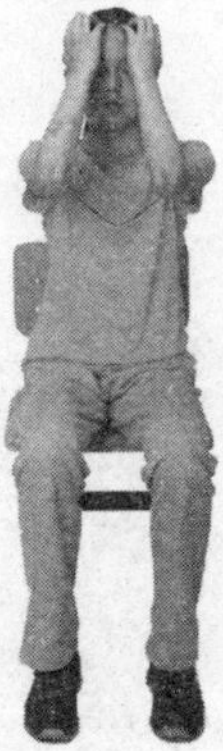

图71

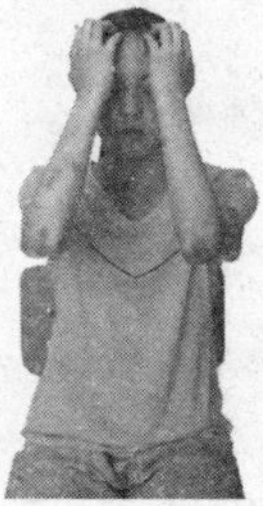

图71附图

动作五：用小指的指肚点按睛明穴4次，心中默念“眼—睛—湿—润”。然后两手放在大腿上，掌心向下，恢复至预备势（图72、图73）。

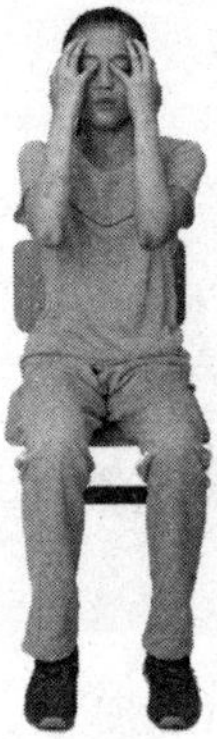

图72

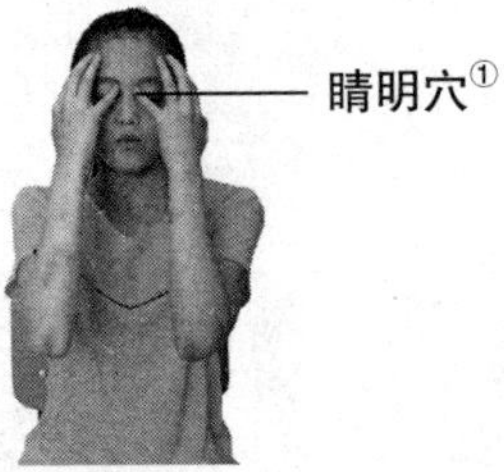

图72附图

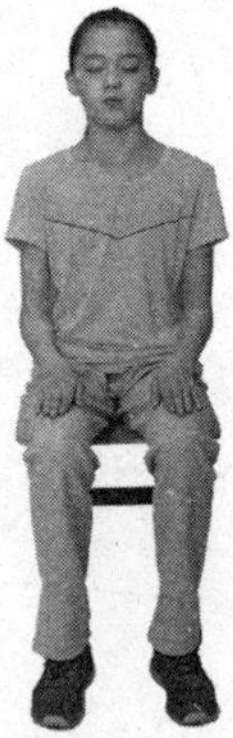

图73

①睛明穴，目内眦角稍上方凹陷处。出足太阳膀胱经，是手足太阳、足阳明、阴跷、阳跷五脉交会穴。主治近视、目眩、目赤肿痛等目疾。

（二）呼吸方法

自然呼吸。

（三）意念活动

意在眼部。

（四）技术要点

1. 用四指指肚点按，点按部位要准确，点按力度要适中，以微感酸胀为宜。

2. 点按节奏配合默念词进行。

（五）易犯错误与纠正方法

1. 点按部位不准确，点按力度过大或过小。注意调节用力大小，以点按部位微感酸胀为宜。

2. 点按节奏和默念词脱节。

（六）功理与作用

眼部穴位众多，皆通达于五脏六腑。五脏六腑一旦外感内伤，必然会影响到眼部。通过对眼部周围穴位的按摩，以调理脏腑气血，消除藏在骨缝筋肌中的病邪之气，从而达到提高视力的目的，且有利于增进脏腑的健康。此式对缓解视觉疲劳有很好的作用。当用眼过度，发生眼疼酸胀时，可单独练习此式以缓解。

第六式 远视调目

（一）动作说明

动作一：接上式。全身放松端坐，两眼猛地睁开，凝视远方，心中默念“眼睛湿润1—2—3—4—5—6”（图74）。

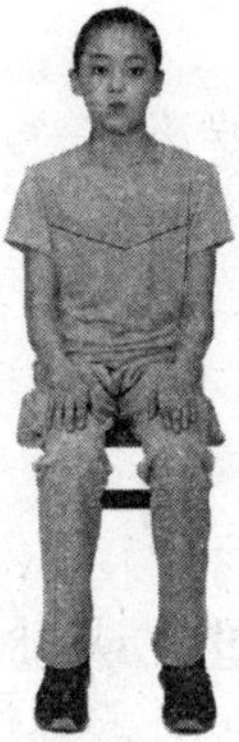

图74

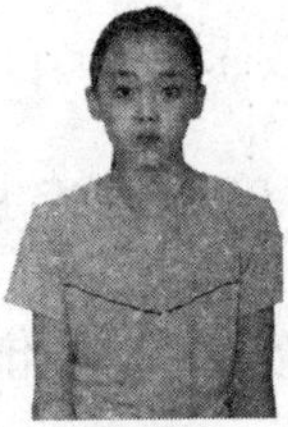

图74附图

动作二：两眼微闭，恢复成预备势（图75）。

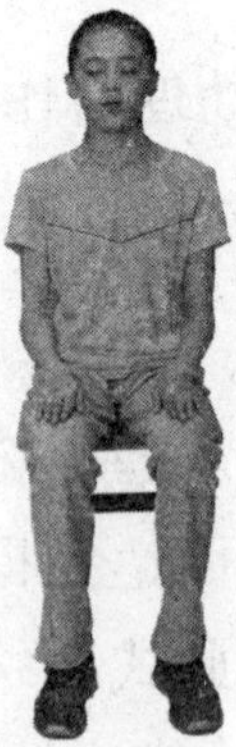

图75

（二）呼吸方法

自然呼吸。

（三）意念活动

动作一意念在眼部。动作二体会脚的感觉。

（四）技术要点

眼要猛地睁开，凝视远方，至少5米开外，然后目光缓缓收回。

（五）易犯错误与纠正方法

凝视远方的距离太近，目光散乱。目光可选取正前方远处一个点盯住。

（六）功理与作用

眼睛的健康，有赖于五脏之精血循经络而源源不断地输送到眼部。《灵枢·邪气脏腑病形》中指出："十二经脉，三百六十五络，其气血皆上于面而走空窍，其精阳气上走于目而为睛。"足三阳本经均起于眼或眼周围，手三阳经皆有1～2条支脉终止于眼或眼附近。此外，以本经或支脉，或别出正经系连于目系者，有足厥阴肝经，手少阴心经，足三阳胃经、胆经、膀胱经。当双目睁开，凝视远方，意念在眼部时，自然把气、血、津液调动到眼部，使眼得濡养而能视。单练此式也能缓解视疲劳，防止近视程度加深。

收势

（一）动作说明

动作一：两手相叠、掌心向内放于小腹部，掌心对准丹田，心中默念“小腹热 1—2—3—4—5—6”（图76）。

动作二：双手自然置于大腿上，双眼缓缓睁开；练功完毕（图77）。

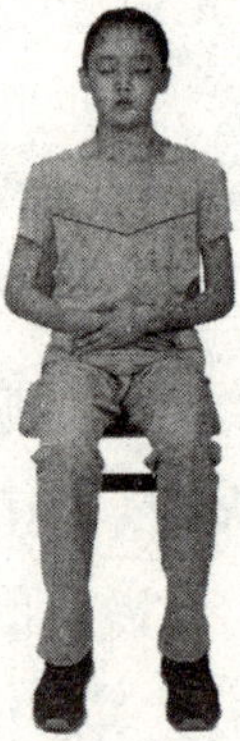

图76

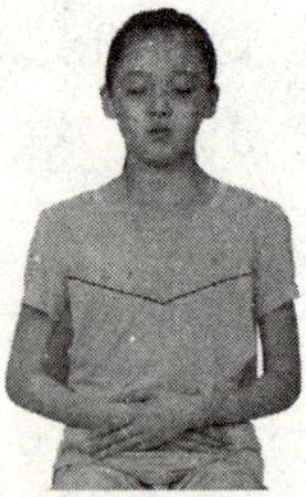

图76附图

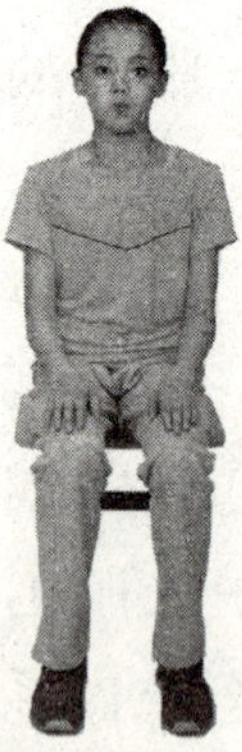

图77

（二）呼吸方法

自然呼吸。

（三）意念活动

意守丹田。

（四）技术要点

1. 两手“劳宫”穴相叠时，女性左手在外、右手在内，男性反之。

2. 两手相叠，在内的手掌掌部鱼际对准肚脐，掌心对准丹田。

（五）易犯错误与纠正方法

没有收功或草草收功。做完六式动作后，要高度重视收功。双手置于大腿上以后，可以做做干搓手、干擦脸、干梳头等动作。

（六）功理与作用

睁眼远视之后，必须涵养培植真气，保持双眼乃至全身真气充盈，精血旺盛。经过坚持不断的较长时间的练习后，即可收到较好的眼部保健效果。

通过意守丹田，可以达到引气归元的作用，进而使习练者从练功状态恢复到正常状态。

第三章

学练指导

第一节 学练方法

一、调整姿势打基础

从字义上讲，调是指调整，姿势是指所采取的体位及其形态。正确的姿势，可促进人体的气血沿着正确的轨道运行；错误的姿势，则可导致人体气血的阻滞。通过练功对身体姿势进行调整，可以帮助习练者形成健康体态的习惯，不仅能提升人的气度，还能使身体始终处于适合生理的状态中，有益于身心健康的增进。不同的姿势对机体有着不同的作用，它影响到机体不同部位肌肉的松紧度和负重力的大小，影响到机体的血液循环和血液的再分配，影响到体内气机的运行及脏腑和经络的机能活动。

明目功对身体各部位姿势的要求，是历代练功家根据实践经验和群众的明目智慧而总结提炼的。总的要求是，重心要平稳，身体要中正，全身要舒松自然，要使全身都处在一种舒适松弛的状态之中。具体做法是虚领顶劲、立项竖脊、沉肩坠肘、虚胸实腹、松腰敛臀、两足平踏、周身中正。对初学者来说，不要单纯追求学练功法的进度，应先力求姿势正确，并在连贯的功法动作中处处保持正确的姿势，以有利于今后功法锻炼成效的取得。古人说，“形不正则气不顺，气不顺则意不宁，意不宁则气散乱”。实践证明，姿势经过不断的检验和纠正，在整套功法中形成了动力定型，对于机体放松、呼吸调整和调心入静都有很好的作用。

在集体学练此功法的过程中，学员不仅可以通过老师的语言和动作来学习，还可以通过观察其他学员的练功状况，进行对比辨别来调整自己的身体姿态，使之符合练功的要求。此外，还应多与其他学员多进行交流，取长补短，加深对功法功理的理解。

二、口型准确练发音

青少版明目功是在松静的状态下，在呼吸吐纳的同时，通过特定的读音口型牵动相关脏腑经络，来调整与控制体内气息的升降出入，加大人体三阴经之气上升和三阳经之气下行的力度，进而达到调整脏腑气机平衡的作用。

吐字发音是气息通过喉、舌、齿、唇时的流动以及口型变化而产生共振的结果。口型发音要准确，一律用普通话，不能受地方口音的影响，要用特定的口型与气息的配合来规范吐字发音，发出的音要低沉、平稳，能产生共鸣音。在集体学练中，学员们可以相互检查口型是否准确、发音是否正确，交流着力点和发音时的体会。

三、循经引导学动作

眼睛与经络密切相关。经络是气血运行的通道，并有一定的方向，气血只有沿着经络的轨道运行，才能使全身五脏六腑四肢百骸得以濡养，使人体各部分的功能活动得以保持协调和相对平衡。正如《内经》中所说，“十二经脉，三百六十五络，其气血皆上走于面而走空窍，其精阳气上走于目而为睛”，眼与脏腑之间靠经络的连接贯通，使精、气、血、津液源源不断地输送到眼部，目得濡养，眼睛才能维持视觉功能。

青少版明目功的特点是把动作导引、经络走向、意念活动密切结合起来，不断发出眼睛湿润的良好信息，在大脑皮质形成“兴奋灶”，使视神经中枢兴奋，促使视力得到调整。本功法共分6式，前3式实际走了人体十二经脉，起着整体调节人体机能的作用，着重点在于培植脏腑真气、疏通经络。第一式“疏肝明目”以补肝为主，“肝开窍于目”，尤以肝血得濡养更为重要。此式共走4条经脉：肝经、肺经、大肠经、胃经。第二式“健脾养目”以健脾为主，因为脾生血、统血，为气血化生之源。此式共走4条经脉：

脾经、心经、小肠经、膀胱经。第三式“强肾健目”以补肾为主，肾主精，眼能视，全赖精气的濡养。此式共走4条经脉：肾经、心包经、三焦经、胆经。第四式“转颈运目”主要是使脑部气血充盈，视神经活跃，防止低视力者眼球萎缩。第五式“五轮滋目”通过自我按摩调理，缓解眼睛局部气滞血淤现象。第六式“调整视力”主要是调整眼轴，使物象正好落在视网膜上。此外，当两眼睁开，凝视远方，意念在眼部，自然把气、血、津液调动到眼部，使眼得濡养而能视。明目功的巧妙之处在于，循经导引并非单纯运用意念来进行，而是蕴含于肢体动作特别是双手的运行之中。练功时，不要过于强调意念导引，只要双手动作到位、路线正确，再注意做到意随手走，自然就能达到动作导引、经络走向和意念活动的结合锻炼，是个无心插柳而柳成荫的做法，既确保了安全性，也确保了成效。

综上所述，只有明白循经导引，才能真正理解动作，也只有做到了动作导引、经络走向、意念活动密切结合，才能产生良好的习练效果。在集体学练时，学员间可以相互检查动作路线是否正确，意念是否跟着手走，点按部位是否准确等。但在教学中又不要过分强调意念导引，意念导引主要寓意于口令导引词中。

四、反复练习达熟练

一般来讲，在短时间内学一些基础知识，掌握一些基本方法是可能的。但是，要想练得好、练得精，必须有一个反复实践的过程。在学练明目功过程中，容易出现两种偏向：一是急于求成，追求效应，拼命练习，造成练得过多过猛，结果欲速则不达，反而得不到预期的效果；二是过于松懈散慢，放任自流，动作不到位，口型不准确，发音不标准。因此，练功者要树立正确的练功观念，要有信心、决心和恒心，切不可“三天打鱼，两天晒网”；同时又必须明白，练功也要遵循客观规律，要循序渐进，克服急于求成的心态。具体地说，要根据功法要领认真地去做，并根据自己身体的实际情况，不断总结练功的经验。在练功一段时间后，可主动和老师、其他学生交流练功情况，如练功前后有哪些改善和变化，对功法的掌握是否熟练，有什么练功体会，存在什么问题等。

应尽可能多地参加多人练习或集体练习，因为在这种氛围里练功，可以相互启发，便于交流，活跃气氛，增加练功者的练功兴趣，更容易做到持之以恒。

五、扎根传统求提高

青少版明目功是根植于我国传统文化之中的，因而它注重人的精神修养。传统文化重视人的道德生命，将人分为有形和无形两部分：有形即物质载体，是说人是自然生命，有生有死，就像其他生物一样；无形即是人的精神世界，即道德生命，要懂得做人的道理，学会做人，需要一个高尚的精神境界，勇于奉献。儒家文化主张以精神生命来控制人的欲望，不断实践伦理道德，强调在道德实践中不断完善自我，升华人的精神境界。

青少版明目功受传统文化影响，其结构、内容、练习方法无不体现着中国的古典哲学、中医思想、道德伦理等丰富的传统文化内涵，可谓底蕴深厚。因此，要练好明目功，必须从浩瀚的传统文化中汲取营养。我们只有带着一种敬畏之心去学习和提高传统文化水平，去伪存真，古为今用；只有通过传统文化的修心、养心，稳定心态，让浮躁的心态归零，才能取得良好的练功效果。如本功法放松练习中的“三调”——调身、调息、调心，其中最重要的是“调心”，它包括清心、悦心、宽心、善心、专心等。要求练功者心境恬静、没有挂碍，心情愉悦、心胸豁达，乐于奉献，要常存善良慈悲之心，要专心致志等。只有这样，才能进入不丢不纵、松静自然的练功状态，才能在练功中体正身圆，动作圆活，周身经络通畅，才能内在精神充实，心态平稳，呼吸自然，发音准确。而心理的良性反应必然会引起生理上的良性反应，久而久之，“状态”意想即来，练功既简单又便捷。在这种状态下，人的思维会变得敏捷，生活也会变得快乐。

第二节 习练要领

一、松静自然，练养相兼

掌握好松静自然这个原则要领，是学好、练好青少版明目功的关键，也是取得最佳明目效果的关键所在。松，就是不紧张，使全身机体都处在松开、松弛、舒适状态，习惯上称之为“放松”。习练明目功过程中的放松，不仅要求全身肌肉躯体放松，更重要的是精神、意识、情绪要做到放松，最后使整个身体呈现出一种轻松舒适的状态和感觉。放松要贯穿于整个练功过程中，具体表现在操作姿势、呼吸和意念等，要不用劲、不勉强，全身处处感觉到舒适自然。静，首先是保持思想情绪上的安静，即做到心平气和，情绪安宁；其次是要保持外界环境的安静。在整个练功过程中，思想情绪的安静最为重要，即使外界环境有些许不安宁，但只要内在思想、意念、情绪能够保持安静，同样能有效排除杂念，进入到练功的宁静状态。松与静是相辅相成、相互促进的。松是静的基础，是自然的象征和体现，静是目的；只有放松后，才能练功入静，而入静后，又能反过来帮助放松。自然指的是在练功过程中，无论是操作肢体动作，还是运用呼吸和意念，既要合乎规范、做到中正，也要保持舒适，不能有任何勉强和紧迫的感觉。需要指出的是，松和静是在自然的前提下进行的，而练功姿势、呼吸和意念都合乎自然了，则整个机体也必然能做到松、静的境地，两者是相互为用、相辅相成的。

学练明目功还要掌握练养相兼。很多人非常注重练功，但不知道还要养功，结果光练不养，由于意念、呼吸和肢体动作的活动强度过大，反而会对身心的调养不利。当然，光养不练更为不妥，直接就无法获得明目的效果。因此，学练明目功必须要懂得练和养的问题，并将两者有机结合起来。实际上，练与养是两种不同的状态。所谓练，是指按照明目功对姿势、呼吸、意念的要求进行锻炼的系列过程。所谓养，一个层面是指经过系列有意识的锻炼后所出现的视觉改善、视疲劳消失、身体轻松舒适、注意力集中、心理宁静等静养状态；另一个层面是指练功勿过，感觉疲劳时就要停止练习。练功过程中，可以暂时不要注意意念、呼吸、动作，而是“似守非守，若存若亡”，轻轻地静养在丹田。此外，还要注意养成良好的生活习惯，不要沉溺于网络和游戏，注意用眼卫生和饮食营养调节，以此来将练功调养与生活调养结合起来。

二、和柔舒缓，准确灵活

和柔，是指练功时的形体动作要柔软，身体任何部位都不僵直，不绷劲，不用猛劲，动作轻灵而不浮泛，浑厚而不重浊迟滞。和柔，当然也不是绵软无力，而是敛气入内而不发于外的表现。舒缓，是指练功时每个动作要均匀地展开，不能忽快忽慢、忽重忽轻，也不要过分夸张或紧凑，注意动作与动作之间不能分割、停顿、间断，要有机地连在一起。外形上和柔舒缓，本身就是一种外松的表现，而内里神意、心理紧张，往往表现出来的就是外形僵紧。只有做到肌肉、精神、意识、情绪上的放松，才能表现出身体外形轻松舒适的状态和感觉。

准确，是指练功时要做到方法清楚、动作规范、姿势工整，合乎练功之规范和要求。在学习初始阶段，身体姿态的锻炼最为重要。在保持坐姿或站姿时，要认真体会身体各部位的要求和要领，克服关节肌肉酸疼等不良反应，为放松练功打好基础。在学练功法时，功法动作需注意点、线、形，把每式动作的起止点、方位角度做到位，路线方法要清楚，动作造型要工整。目光运用、点按穴位、吐气发音时力道大小要适度，特别是发音时的口型和点按穴位的部位要准确。灵活，一方面是指学练功法时动作幅度的大小、用力的强弱、习练的次数、呼吸发音的调整、意念的运用等，都要根据习练者自身的条件灵活掌握。对感到有难度和一时做不到位的动作，应降低标准，循序渐进，逐步提高。另一方面是指习练者可根据自己的时间灵活练习。

三、重在动作，勿忘勿助

习练明目功时，本套功法将舒缓圆活的动作与匀细柔长的吐气发声相结合，不过分强调意念。由于人体是一个以五脏为核心、以经络为维系的有机整体，所以当形体按照特定规律运动时，即可影响、牵动全身气机变化。古代所谓的“导气令和，引体令柔”就是其中的一种方式，可以畅通经络，可以强健脏腑。特别是本功法前三式双手运行的路线，实际暗含了对十二经脉的梳理，而人体经络均有固定的行气路线。因此，习练本功法掌握正确的形体姿态和做到准确的动作路线，对于调理脏腑、畅通经络极具重要意义。整套功法虽然融入了意念，但只是简单地采用了意念部位、默念词句的方法，意念部位主要在眼部和脚部，个别动作加以口令词诱导。练功过程中如果有感觉时要自然体会，无感觉时也不要去强求。需要强调指出的是，练习每式结束和收功时的体会脚部感觉，是引气下行、促进气机平衡的重要方法，也是防止练功出偏的重要所在。

四、校准口型，发声标准

吐气发声是青少版明目功的一大特色练功方法，通过特定口型产生特有的气息流动，对人体脏腑功能和经络运行产生积极影响。本功法运用的嘘、呼、吹三种发音吐气口型，会产生三种特定的气息运动方式，进而对人体肝、脾、肾三个脏腑分别产生相应的影响。发音可以引动人体气机的升降开合，并对人体气机的影响有声腔共振作用，其中有颅腔、鼻腔、口腔、胸腔、腹腔等共振的区别，目的是引起不同的意气变化。本功法主要采用胸腹腔的共振，因此发音用平音，外在表现为低沉、震颤的，而不是高亢的。因此，习练者必须按照每一口型的要求，反复校准口型，认真体会口腔的气息流动和发出的字音是否准确。此外，本功法一般采用出声发音的方法练习，主要是基于青少年儿童均为身体壮实之人。若是身体极为虚弱之人习练，可以采用先出声、后无声的练法，即在学练时用吐气发音的方法校正口型和读音，熟练后可逐渐过渡到吐气轻声，渐至匀细深长最后吐气无声的状态。

第三节 练功阶段

一、初学功法，记忆模仿

初学青少版明目功时，主要是应用记忆与模仿的方式进行练习。习练者注意力的重点应集中在手的运行路线、方向，手指点按的部位，头部运动的路线及眼睛所视的方向上，是对动作获得一个整体印象的阶段。这一阶段，练功者对功法的内在规律并不完全理解，大脑皮质内部的抑制与兴奋的过程尚未集中。习练者在这个阶段往往表现为身体局部僵硬、不协调，力度不恰当，路线不准确，完成动作比较别扭且吃力等。

处在这个阶段的习练者，应力求简单、分步练习。如先练身体姿态，再练发音，最后练动作。学练的重点是掌握功法的整体外在轮廓，对呼吸、意念、练功中的感受等不去多想，从而放松身心，减少压力，增强信心，提高兴趣，最大限度地减少干扰。这一阶段学练的内容要单一，练功形式主要是跟随、模仿。习练者要多看、多比较，要主动请老师和同学帮助改进技术动作，或者反复观看教材、录像，比照改进动作。

二、紧扣要领，力求准确

习练者一旦进入这一阶段，对功法技术特点有了一定的感性认识，能够较为顺利地完成一整套功法的习练，但技术动作还不够细腻、娴熟，易受干扰，技术定型还未稳定，只是初步把握了整体动作。通过一段时间的练习，习练者对功法的内在规律有了初步的理解，身体的局部僵硬、不协调以及力度的不恰当、运动路线的不准确都有了较大改善。大脑皮质运动中枢神经兴奋和抑制点逐步集中，能够做到兴奋的运动反射与相对应的抑制的运动反射协调同步。前一阶段存在的一些问题部分得以消除与纠正，基本能够较为规范、熟练、流畅地练习整套功法。但这个阶段的习练者对习练要领的掌握还不够稳定，一旦遇到环境变化或其他干扰，前一阶段练功中的一些问题依然会反复出现。要解决这些问题，就必须对本功法的每一个环节的核心技术进行反复练习，进一步明确每一个动作的路线、方向以及手指点按的部位、顺序，强化技术风格特点；练习要以熟练功法为主，即所谓功练千遍、身法自然。

三、稳定技术，巩固提高

经过一段时间的持续习练，习练者熟练地掌握了明目功的技术动作，有了稳定的练功状态，发音与动作的协调配合趋于自调，意念活动有序化程度提高，逐渐形成了动作的运动条件反射，并得到巩固。这个阶段的习练者，动作精确、柔美，发音低平自然、共鸣效果明显，大部分技术动作不必在思想有意识的支配下即可顺畅完成；且不易受场地、环境条件变化的干扰，练功时表现出很强的适应性；习练者在练功时会感到轻松自如、舒缓灵活、张弛有度、形意相随；同时，习练者能够敏锐地体察出个人技术是否准确、规范，并适时做出相应调整。此阶段应着重提高功法的演练水平，强化技术细节，处理好动作中的转换环节，分清节点，做到节节贯穿、形意相随、势断意连，以达到稳定功法技术，逐步形成功法技术的自动化。

四、技法自如，融入生活

此阶段的习练者，功法技术已经形成自动化，技法娴熟，绵缓柔顺，运转自如，体态安详。观之令人赏心悦目，具有感召力，给人以美的享受。呼吸自然平和，发音轻柔有力，意念恬淡有序，身心处于一种高度的和谐状态。处于这一阶段的习练者，不必再拘泥于特定的练功环境，而应把练功融于生活，这样既可以将功法化整为零随时练习，又可以在日常生活中保持练功状态。如上课时可用预备势调整身形，端正身体姿态；下课时可用远视调目缓解视觉疲劳；连续写字40分钟以上，可以用转颈运目使精、气、血通过颈部上输于脑，改善视神经功能等。运用这种方法练习，就大大增加了练功机会，延长了练功时间，使眼睛得到更多的濡养。另外，在日常生活中保持练功状态也是非常必要的，因为“七情”对五脏六腑皆有所伤，使五脏六腑的精气不能上注于目，目失营养而使视力下降。因此，青少年练功者要守公德、讲礼貌，在家孝敬父母，在校尊重师长，好学上进，不怕困难，关心他人，团结同学，培养豁达大度的情操，时刻保持着良好的心态，心平则气和，有利于身体健康，更有利于取得明目的锻炼效果。

第四节　练功须知

一、端正目的，坚定信心

正确的练功目的是取得良好功效的保证。学练明目功的首要目的是保护眼睛健康，提高视力。其次是眼睛的健康，自然反映出人体五脏六腑之功能得到提高，促进整个身心健康水平的增进，使习练者获得强健身心、祛病延年、开发智慧之功效。最后还可以帮助习练者领悟中国传统文化内涵、陶冶道德修养，并使习练者懂得做人的真谛而完善人生的价值。值得提醒的是，切忌为了猎奇、敛财或存有封建迷信思想进行练功，切忌追求玄乎其玄、神乎其神的练功效果。

研究表明，人的心理活动可以影响生理活动。练习明目功是着重通过肢体活动、呼吸吐纳和意念活动来调动自身内在的因素，从而取得明目强身的功效。因此，练功者要想取得自己预想的结果，还在于练功要坚定信心、决心和恒心。本套明目功是在经青少年广泛实践基础上，再经严格的科学测试检验过的功法，只要习练者能够按照功法的要求认真去锻炼，就能够收到良好的练功效果。面对练功过程中遇到的困难和难关，要下定决心克难而进，坚持练功，就能充分发挥精神统率周身的能力，取得更加理想的练功效果，尽快达成预想的练功目的。

二、循序渐进，持之以恒

在开始练习青少版明目功时，要做到动作准确和顺，在不顾此失彼的基础上循序渐进。由于练功者的体质、病情及掌握程度的差异，练习明目功的效果也会有所差异。此时习练者在人与人之间不要作比较、划等号、急躁冒进。如果急于求成，追求速效，有时反而会适得其反。习练者一定要按照由易到难、循序渐进的规律，经过一段时间的实践，自然会收到良好的效果。练功贵在持之以恒，切忌“三天打鱼，两天晒网”。再好的功法，若没有练功时间的保证、运动量的持续刺激，练功的成效也不会自动而来。每天坚持练功，利于人体形成稳固的条件反射和良性的生命稳态，有助于练功效果的获得。此外，持之以恒的练功，养成健康的生活习惯，还能磨炼习练者的意志。而拥有顽强的意志力是习练者发挥神意的决定作用，也是练功提高质量和效益的重要因素。

三、知气守意，细致入微

生命的本质是气和血，没有气血，生命就无从谈起。经络是气血的通道，人的身体里气血充足，经络通畅，人就健康、不容易生病。青少版明目功通过发音与五脏配属关系，有针对性地调理脏腑气血，进行自我补泻调理，提高脏腑生理功能、疏通经络，使精、气、血、津液上输于目，从而使视力逐渐恢复。此功的前三式中具有吐气发声的内容，如第一式舒肝明目、第二式健脾养目、第三式强肾健目中分别有“嘘”“呼”“吹”的发声，在这里的呼气发声吐出脏腑的浊气，吸气要顺其自然。意守部位以眼部为主，有些地方采用诱导词辅助的做法。对于意守和呼吸，要坚持宜轻不宜重、自然和顺的原则。

本套明目功的每一式功法，都有其特定的涵义和作用，习练者对其掌握的程度如何，与取得的明目功效关系极大。正确的功法技术，有助于疏通经络、强壮脏腑功能；错误的功法技术，则可使经络受阻，损害脏腑功能。因此，习练者应细致入微地体会每一招每一式，反复实践体悟，力求按照功法要求，把肢体动作、呼吸吐纳和意念活动搞准确。要认真体会松静自然这个基本要领，绝不能违背人体正常的生理、心理规律和超越自己的能力强行锻炼。要不断纠正自己偏颇的形体动作、呼吸运用和意念调控，使之逐渐符合练功量度的要求。

四、功前功后，皆宜留心

习练青少版明目功之前，一定要做好准备工作。具体应注意的方面主要有：（1）眼疾患者在习练此功法前，最好咨询专业医生，听从他们的意见，以确定是否适合采用功法干预。（2）练此功前宜洗净手脸，当头面部患有感染性疾病时，应停练此功，待完全康复后再练；（3）练功前15分钟左右，应把学习、生活各方面的事情安排好，不能带着思想问题和不安定的情绪练功，紧张的脑力和体力活动都应停止，练功时所穿的衣服应宽松、舒适，以利于身体放松和入静；（4）练功场所光线不能太强，避免刺激双眼。空气流通较好，但应避免强风直接吹到眼部。（5）周围环境应比较安静，要避免练功环境嘈杂。（6）此套功法既可以坐着练，也可以站着练。采用坐式，要安排好座椅等坐具的高度，以坐起来整体感觉舒适为宜。（7）功法中的动作均需轻柔，严禁猛烈、过重的操作。

要高度重视练功的预备势、收势环节。预备势、收势看似动作简单，实际对于提升练功质量非常重要，切忌草率行事。预备势是正式练功之开始，既是将习练者从日常生活状态过渡到练功状态的必要措施，也是调整形、气、神使之符合练功要求的必要准备。犹如一年之春蕴藏生机，做好预备势可帮助习练者尽快进入凝神静气、形松意充的练功境界。收势之作用，一是可调和练功过程中流注全身的气血，使其从炼气转为养气，并起到引气归于丹田的目的；二是可使习练者从练功状态逐渐恢复到正常状态。练功全过程有如辛勤的耕作，收势则是秋收时的颗粒归仓。若不收功或草率收功，运转全身的气血就不能归元，日久必会造成元气亏损，不仅得不到强身健体的效果，很可能还会自损身心健康。练功结束时，可依据自身实际情况，做些浴面、干梳头、叩齿等保健动作，切不可随即坐卧不动、参加剧烈活动以及进行冷水洗浴等。

五、功中反应，区别对待

在练功过程中，体内产生了一些变化，会出现一些现象，称为练功反应。但这种反应的出现，因人而异。在本套明目功的习练过程中，眼部可能会出现酸、麻、胀、凉的感觉，这种感觉出现后，只要身体没有特别不舒服的感觉，一般不必要特别加以留意，也不必惊慌失措，任其自然即可。

六、生活起居，亦需重视

在眼病防治中，生活调理也非常重要。习练本套明目功，为了达到防治眼疾、提高视力、防止近视等目的，青少年儿童朋友还应注意以下几点：（1）养成良好的读书习惯，特别是在读书写字时，每隔45分钟左右就应稍作休息，不宜持续时间过长。（2）良好的照明对保护眼睛也非常重要。光线过强、过弱、颤动，对眼睛都会产生不好的影响。（3）随着现代科技的发展，网络、手机、移动阅读终端等已经非常普及，青少年儿童还要注意一定不要过度沉溺于网络、游戏，以免长此以往加重眼疾。（4）合理的营养和科学的饮食、睡眠习惯也非常重要。近视、弱视患者，在日常的饮食结构中，要注意多食用一些对眼部健康有益的蔬菜、瓜果，但饮食要规律，不可过饥过饱、暴饮暴食。（5）练功场所要有足够的空间，保证有5米以上的距离，以便练习远视调目。（6）佩戴近视镜的青少年儿童练习此功后，要定期检查视力，根据视力的恢复程度，及时更换眼镜。（7）一般情况下，练习本套明目功，每天只要能做一遍即能达到功效，但有遗传性眼病、弱视（12岁以前最佳治疗期）的青少年儿童，采用此功明目时，每天应至少练习两遍。（8）日常生活中，应尽力排除七情（喜、怒、忧、思、悲、恐、惊）的干扰，长久地保持着良好心态，有利于此功功效的发挥。

第五节　教学须知

一、精研技术，细致入微

要教好本套明目功，教师就必须对本功法的每一个动作进行深入细致的研究，不仅要知道本功法对身体各部位的基本要求，对手指点按的部位、方式，手掌摩运的路线以及相关意念等，也要了然于胸。此外，教师还必须亲自参加功法的习练，体会功法习练过程中的身体反应，把握功法的习练风格。只有这样，才能面对学员的提问，做到有问必答，答必清晰具体，真正能解学员之惑。

二、深研功理，追根溯源

要给学员一杯水，教师必须有一桶水。本套明目功是一套针对青少年眼部健康的自我保健、调理的功法。它以祖国医学之“藏象学说”“经络学说”“五轮学说”等理论为基础，认为眼睛的视觉功能要有一定的物质基础，即精、气、血、津液——这些来源于五脏六腑的精气。《黄帝内经》中指出：“五脏六腑之精气，皆上注于目，而为之精，精之窠为眼，骨之精为瞳子，筋之精为黑睛，血之精为络，其窠气之精为白睛，肌肉之精为约束，裹撷筋骨血气之精而与脉并为系，上属于脑，后出于项中。”中医眼科“五轮学说”将眼分成5部分，分属于五脏，并认为眼有病多与脏腑功能失调有关，轮为表，脏为本，轮之有病，皆因在脏腑。教功的老师只有对这些原理透彻地理解了，才能高屋建瓴从总体上把握这套功法。若老师不明白此功是通过发音与五脏配属关系，有针对性地调理脏腑气血，进行自我调理，提高脏腑生理功能，疏通经络，使精、气、血、津液上输于目，从而达到视力逐渐恢复的原理，是很难做到准确教功的，也不可能会取得很好的教功效果。

三、细研教法，科学合理

要使学员快速准确地掌握本套明目功功法，必须要经历化整为零和合零为整这两个阶段。所谓化整为零，就是先教身型，再教动作（包括手指点按部位、手掌摩运路线），接着教口型发音，最后教意念。所谓合零为整，就是将这些技术动作合成一个整体，从而形成一整套功法进行习练。因此，教功之前要针对教学的目的、对象、任务等制订教学计划、拟定教学进度；在每次教学之前，还应写出课时教案，吃透本节课的重点、难点、易犯的错误和纠正方法；对本课的每一个环节都要做到心中有数，切忌盲目地进行教学。

在具体的教学过程中，不同的老师教学方法不尽相同，但大致包括功法讲解、动作演示、动作纠正和组织习练等内容。

功法讲解：在细研功法的基础上要注意因材施教，对于认知水平不同的学员应区别对待，在照顾大多数学员的基础上尽可能多地做些个别辅导；讲解时语言清楚明确，通俗易懂，声音洪亮，态度亲切。此外，教师的语言应符合功法的特点和节奏，口令的长短、刚柔要恰当，能以口令词引导学员按照功法要求进行正确习练。

动作演示：演示可以由教师亲自进行，同时还可以通过展示图片、观看幻灯片和录像加以补充；演示包括正面、侧面、背面和镜面演示。演示中要及时指出操作要点，一边演示一边带领学员进行学练；教师本人的演示必须做到准确、规范；要注意演示位置的选择，示范的次数和时机要恰当。

动作纠正：学员在整个学练过程中，动作往往比较僵硬、欠准确，所以纠正动作不仅是必须的，而且很重要。纠正动作需要耐心细致、多次重复进行，以免养成不良习惯，影响以后练功的效果。

组织习练：在学员学完功法之后，教师应安排好时间、场地、用具等，组织学员进行习练。选择幽静、宜人的场所，能稳定学员的情绪，有利于提高练功效果；场地的选择还应该考虑到声音、光线、风向等因素。习练时可选练功较好的学员带领，也可由教师亲自带领，还可以跟随录像进行练习。在学员习练时，教师要认真观察每个学员的神态是否安详，气息是否均匀自然，肌肉是否放松，动作是否协调，姿势是否正确。发现个别问题要及时进行个别纠正，若发现普遍存在的问题，还必须进行集体纠正。

参考文献

[1] 马栩周. 养气健目功 [M]. 北京：中国审计出版社，1996.

[2] 沈鹤年. 中国医学气功学 [M]. 合肥：安徽科学技术出版社，1994.

[3] 马济人. 实用中医气功学 [M]. 上海：上海科学技术出版社，1994.

[4] 国家体育总局健身气功管理中心. 健身气功·六字诀 [M]. 北京：人民体育出版社，2003.

[5] 河南中医学院课题组. 国家体育总局健身气功管理中心科研项目“健身气功·明目功”的编创及其视保健作用研究 [R]，2016.

[6] 国家体育总局健身气功管理中心.健身气功社会体育指导员培训教材 [M]. 北京：人民体育出版社，2007.

[7] 马栩周. 青少年眼病自疗法 [M]. 北京：中国妇女出版社，1998.

[8] 杨运良. 养生神明功 [M]. 宁夏：甘肃少年儿童出版社，1990.

[9] 彭春政. 青少年体质健康教育的理念与方法探究 [M]. 北京：中国书籍出版社，2015.

附录一　人体经络穴位图

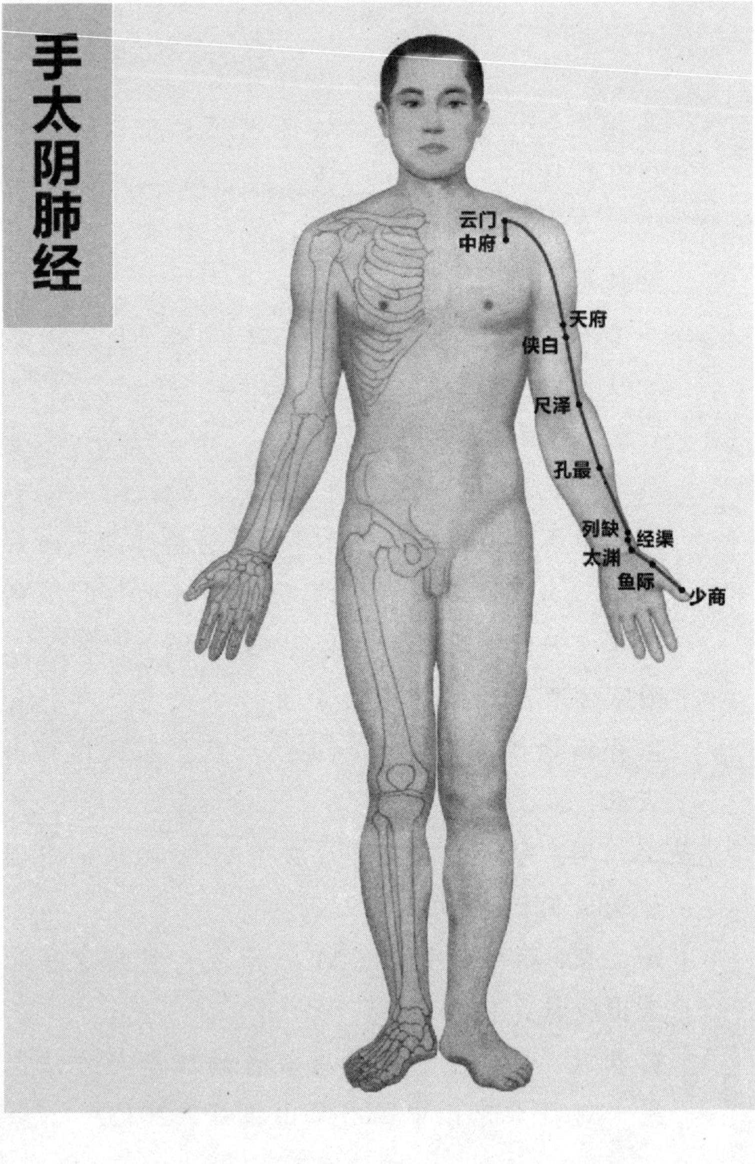

手阳明大肠经

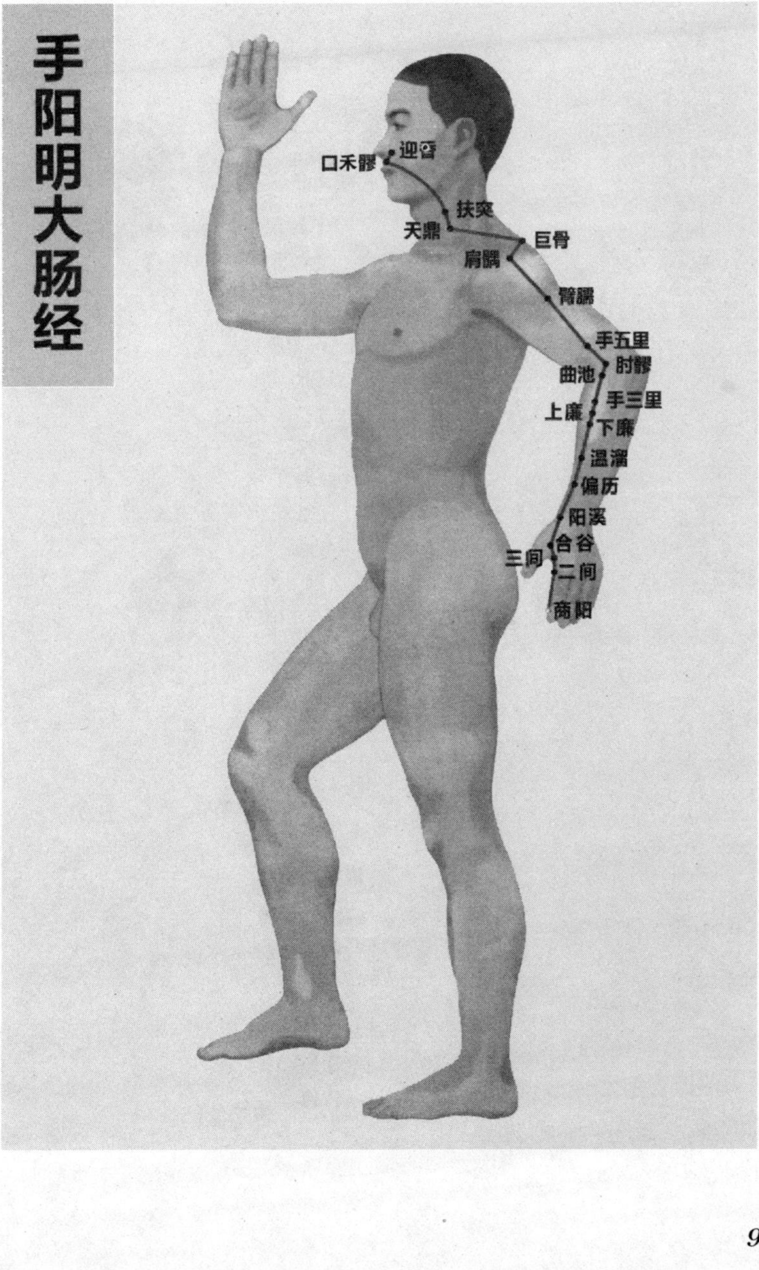

足阳明胃经

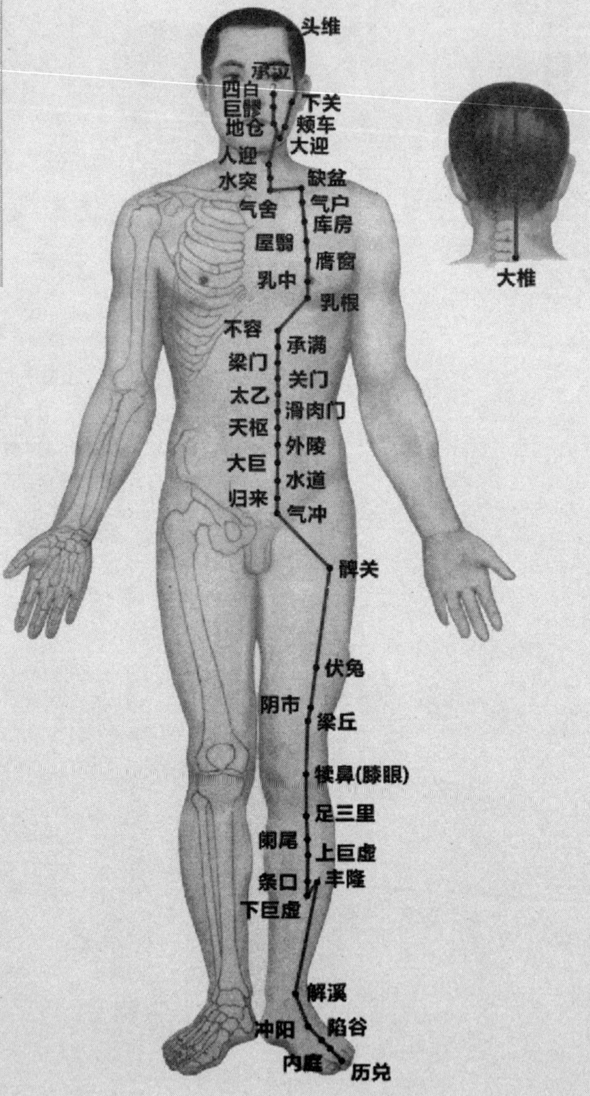

头维
承泣
西白
巨髎
地仓
下关
颊车
大迎
人迎
水突
缺盆
气舍
气户
库房
屋翳
膺窗
乳中
乳根
不容
承满
梁门
关门
太乙
滑肉门
天枢
外陵
大巨
水道
归来
气冲
髀关
伏兔
阴市
梁丘
犊鼻(膝眼)
足三里
阑尾
上巨虚
条口
丰隆
下巨虚
解溪
冲阳
陷谷
内庭
历兑
大椎

足太阴脾经

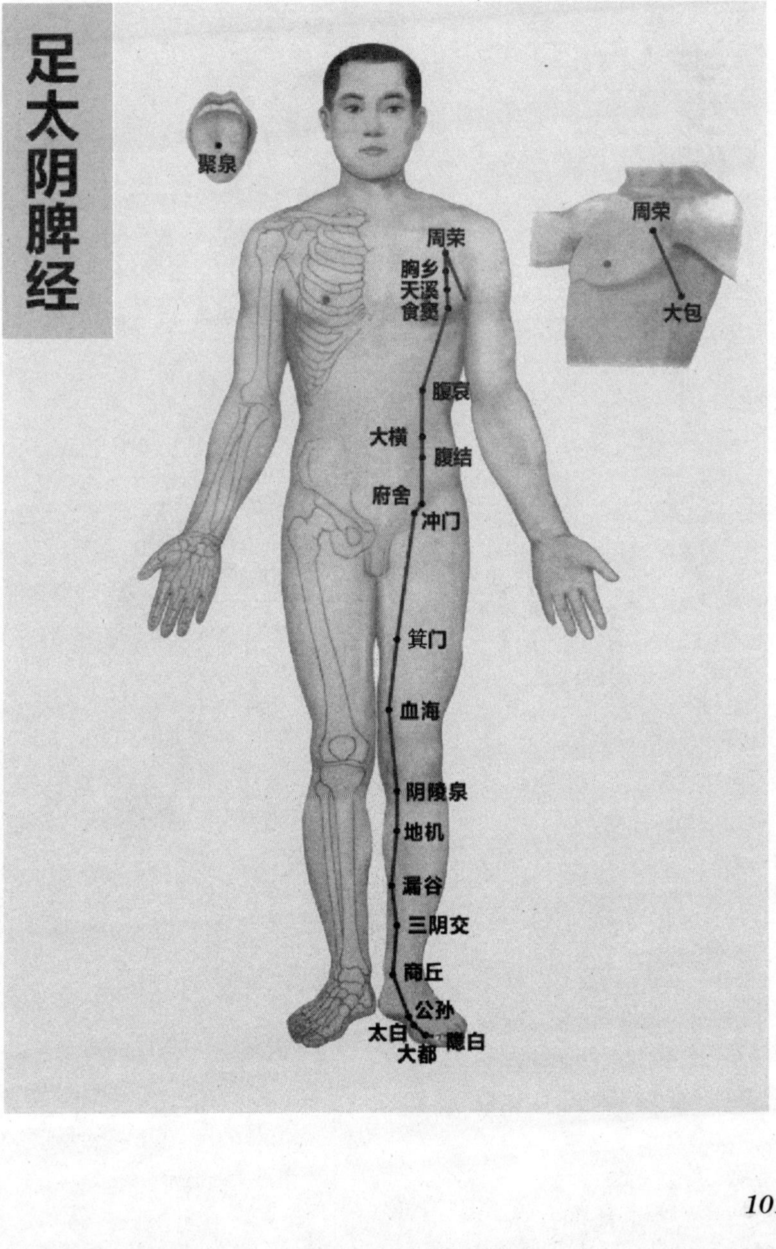

手少阴心经

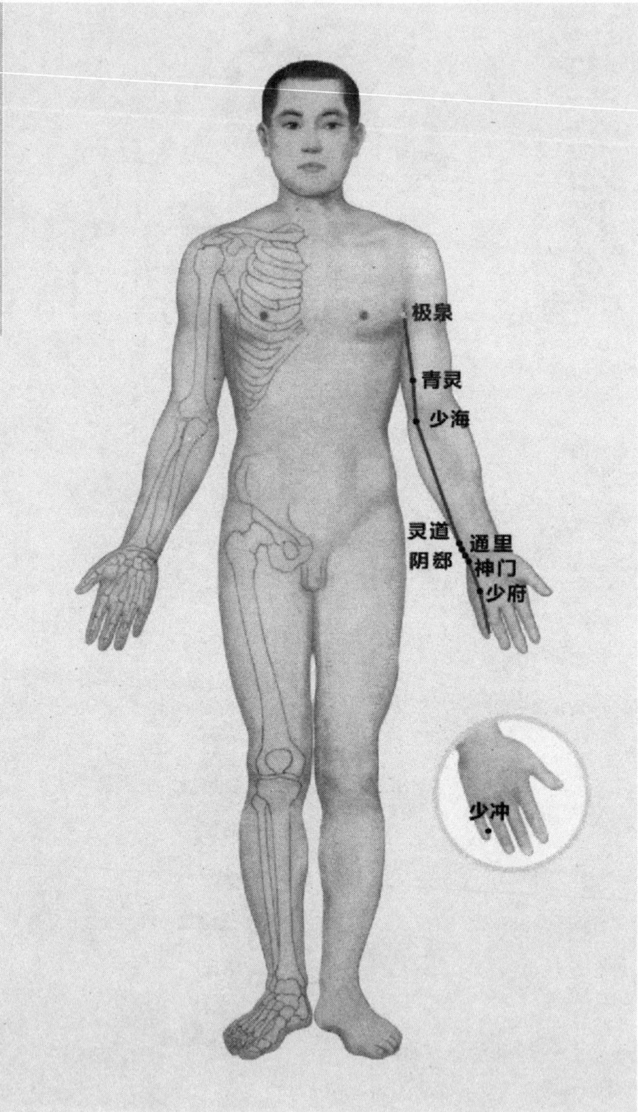

手太阳小肠经

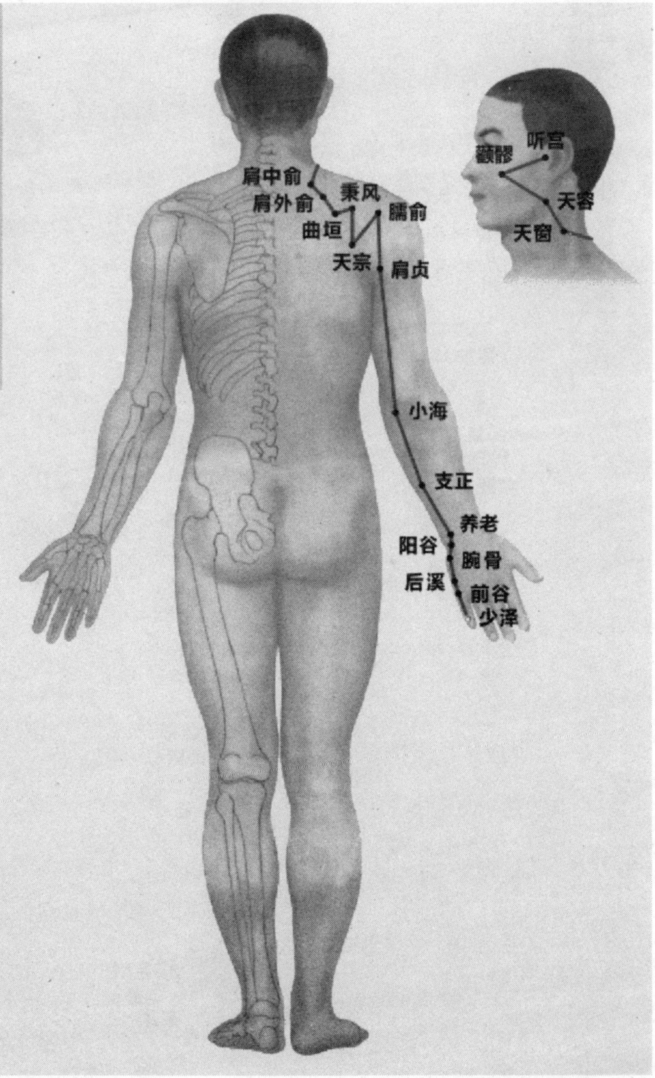

足太阳膀胱经

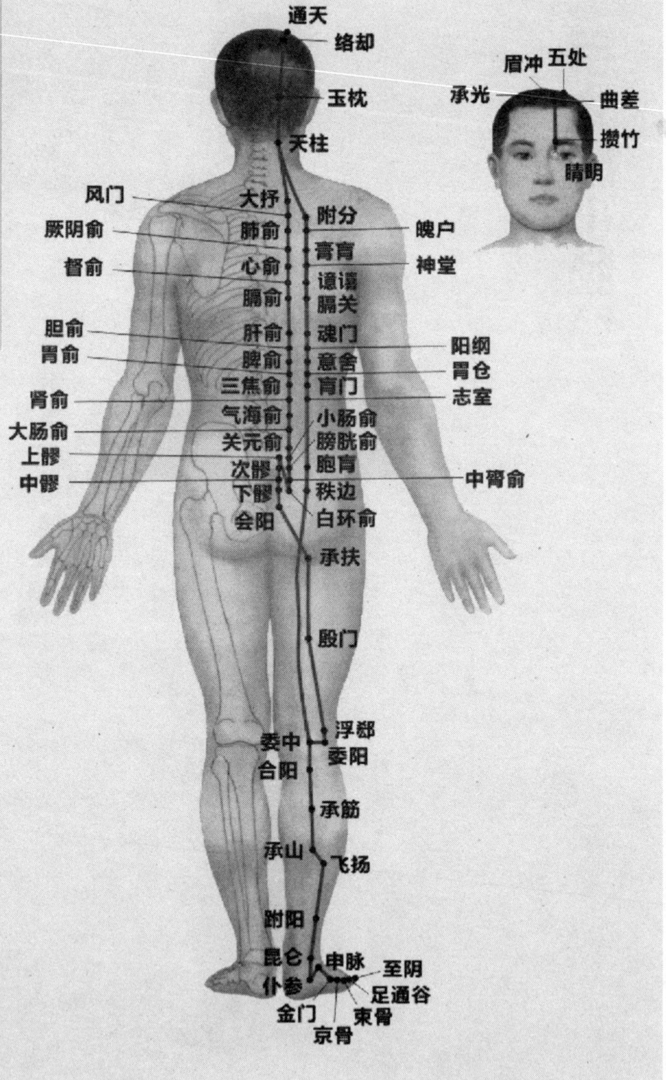
通天
络却
玉枕
天柱
眉冲
五处
承光
曲差
攒竹
睛明
风门
大杼
附分
厥阴俞
肺俞
魄户
膏肓
督俞
心俞
神堂
譩譆
膈俞
膈关
胆俞
肝俞
魂门
阳纲
胃俞
脾俞
意舍
胃仓
三焦俞
肓门
肾俞
志室
气海俞
小肠俞
大肠俞
关元俞
膀胱俞
上髎
次髎
胞肓
中髎
中膂俞
下髎
秩边
会阳
白环俞
承扶
殷门
浮郄
委中
委阳
合阳
承筋
承山
飞扬
跗阳
昆仑
申脉
至阴
仆参
足通谷
金门
束骨
京骨

足少阴肾经

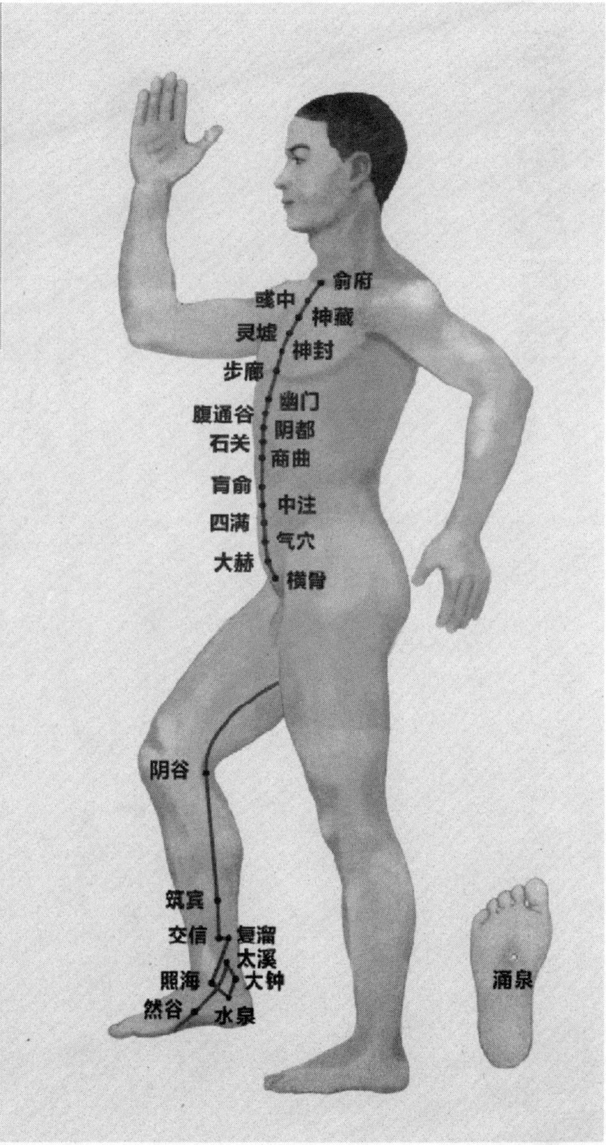
俞府
彧中
神藏
灵墟
神封
步廊
幽门
腹通谷
阴都
石关
商曲
肓俞
中注
四满
气穴
大赫
横骨
阴谷
筑宾
交信
复溜
太溪
照海
大钟
然谷
水泉
涌泉

手厥阴心包经

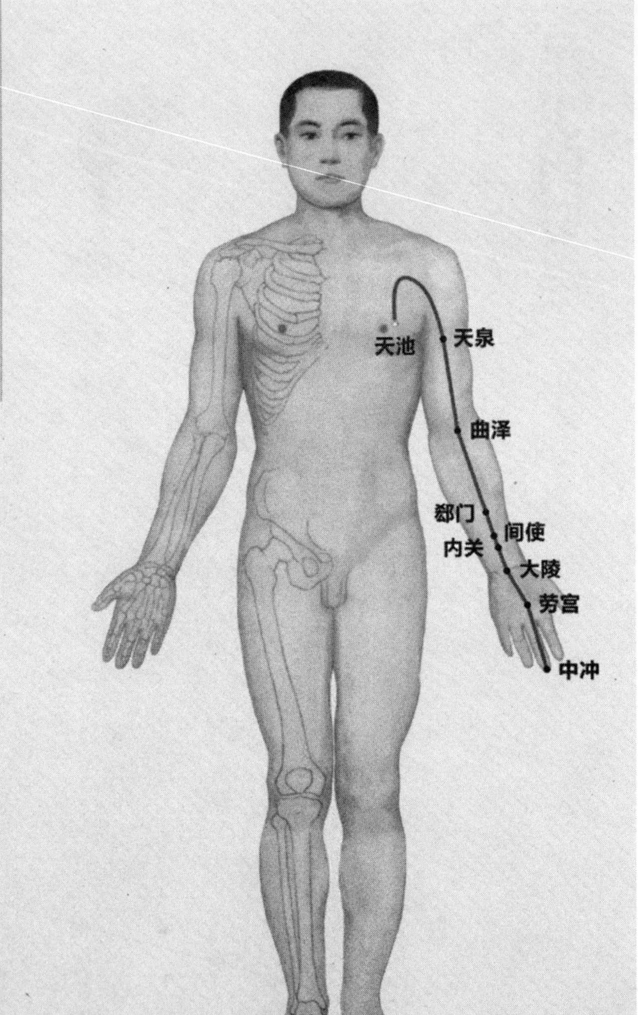

手少阳三焦经

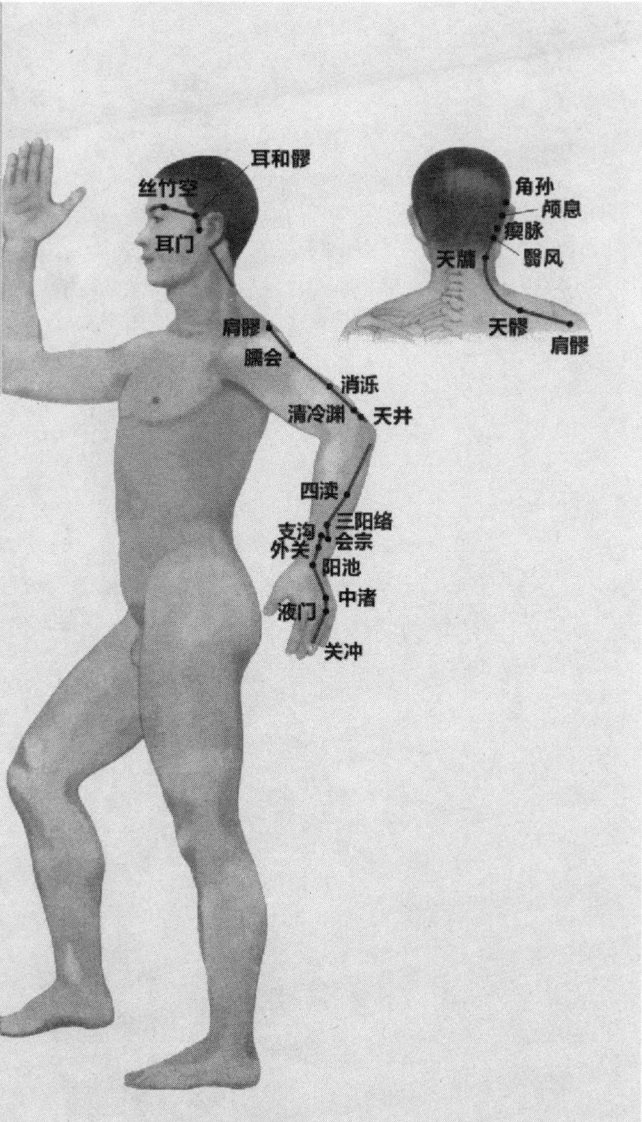

耳和髎
丝竹空
耳门
肩髎
臑会
消泺
清冷渊
天井
四渎
三阳络
支沟
会宗
外关
阳池
中渚
液门
关冲
角孙
颅息
瘈脉
翳风
天牖
天髎
肩髎

足少阳胆经

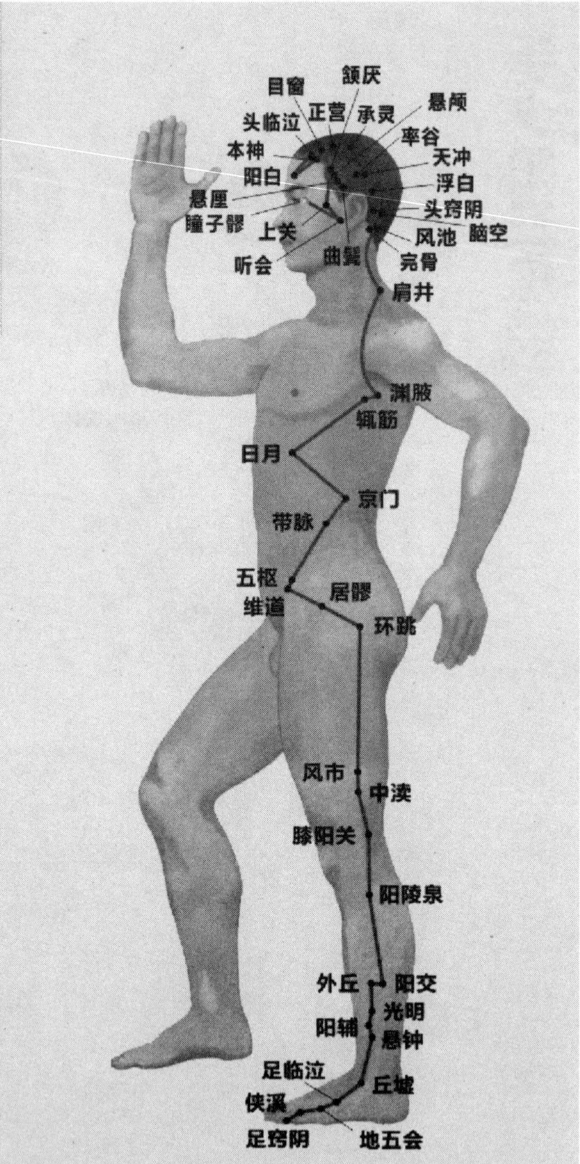
颔厌
目窗
悬颅
头临泣
正营
承灵
率谷
本神
天冲
阳白
浮白
悬厘
头窍阴
瞳子髎
上关
风池
脑空
听会
曲鬓
完骨
肩井
渊腋
辄筋
日月
京门
带脉
五枢
居髎
维道
环跳
风市
中渎
膝阳关
阳陵泉
外丘
阳交
光明
阳辅
悬钟
足临泣
丘墟
侠溪
足窍阴
地五会

足厥阴肝经

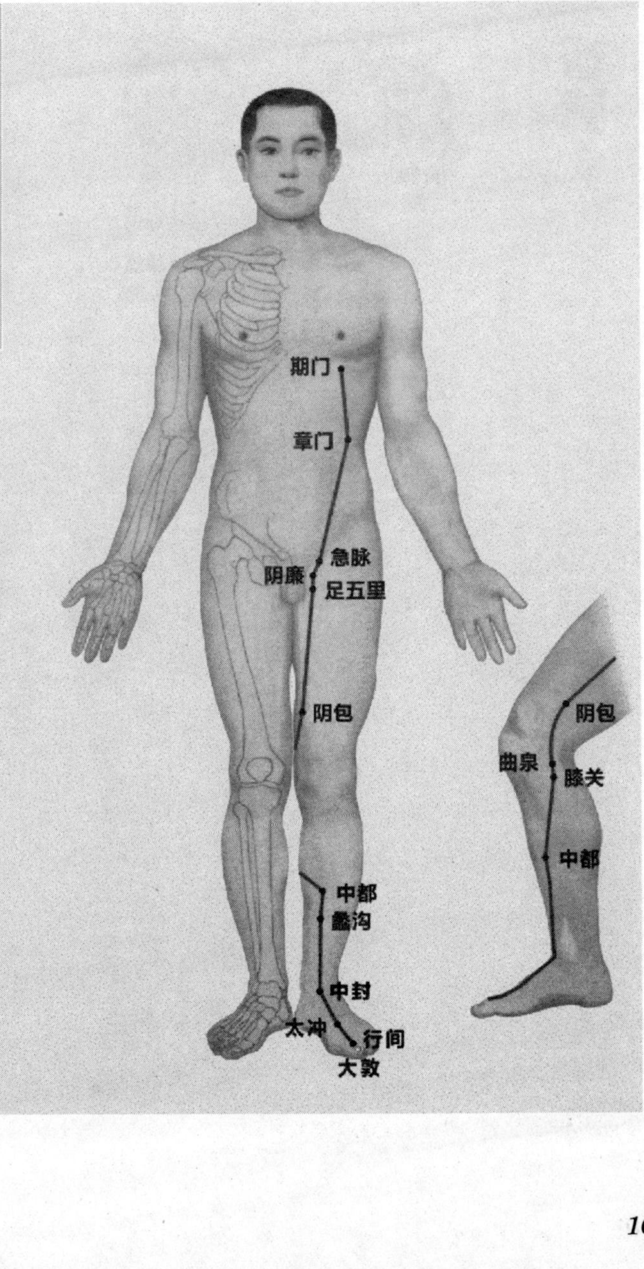

督脉

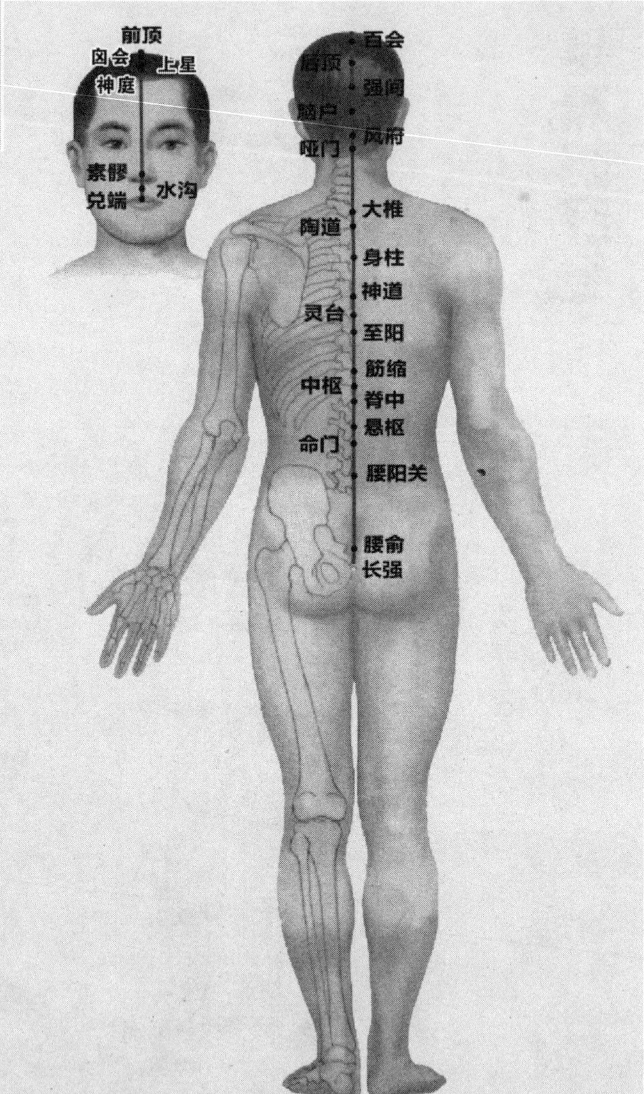
前顶
囟会
上星
神庭
素髎
水沟
兑端
百会
后顶
强间
脑户
风府
哑门
大椎
陶道
身柱
神道
灵台
至阳
筋缩
中枢
脊中
悬枢
命门
腰阳关
腰俞
长强

任脉

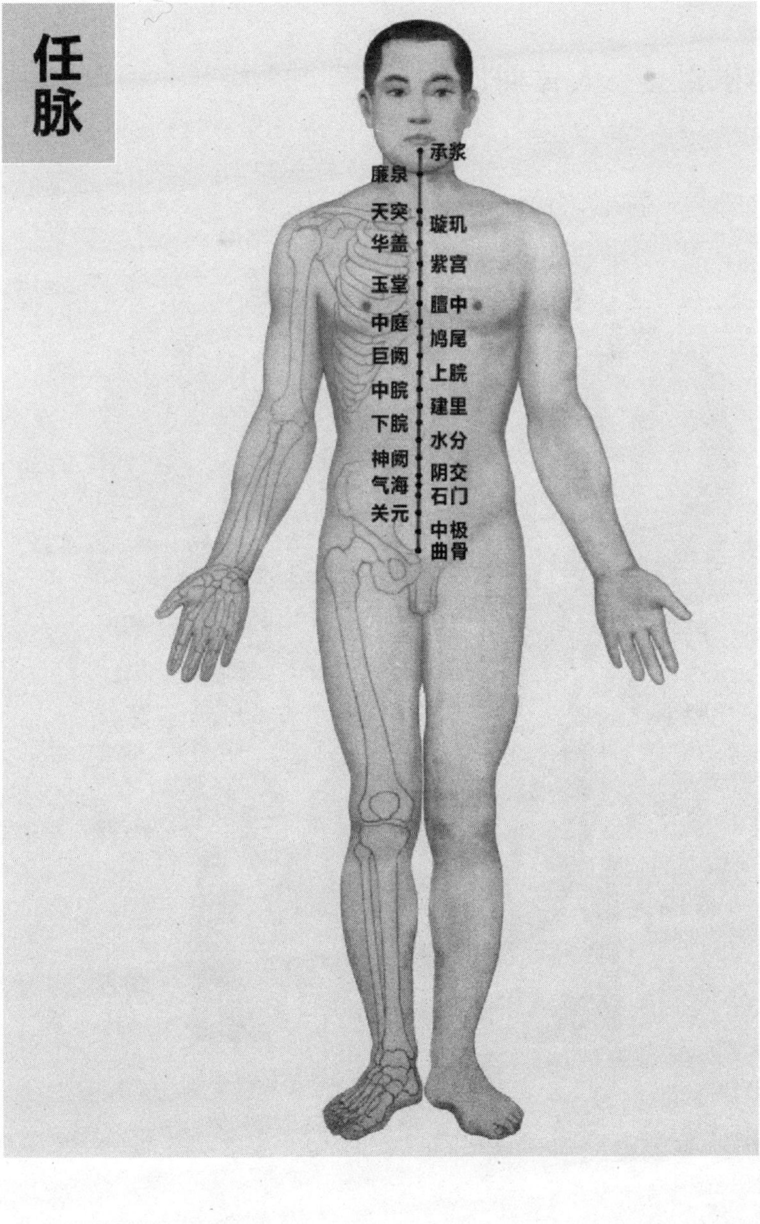

附录二　人体脏腑图

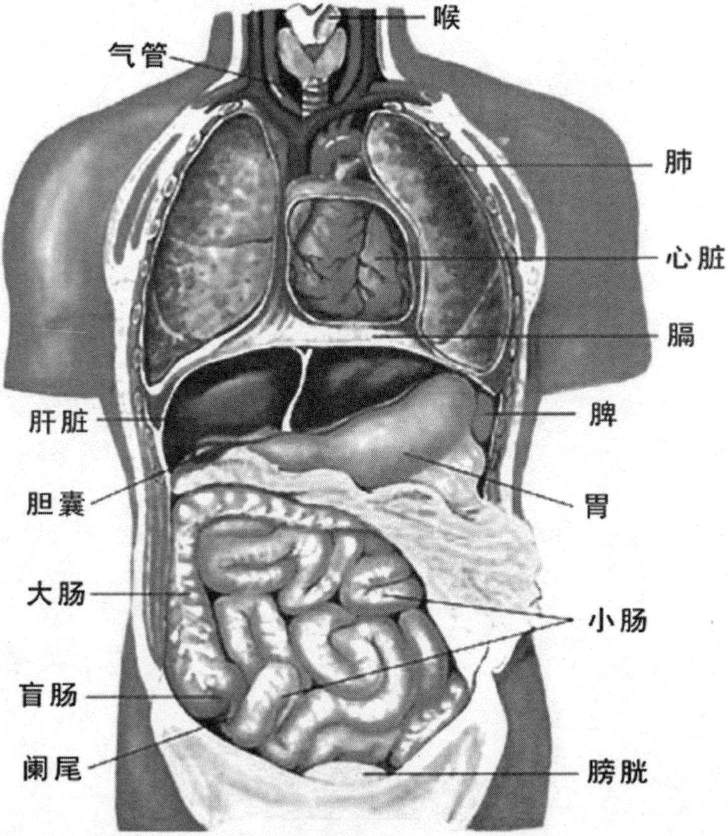

附录三 人体浅层肌肉图

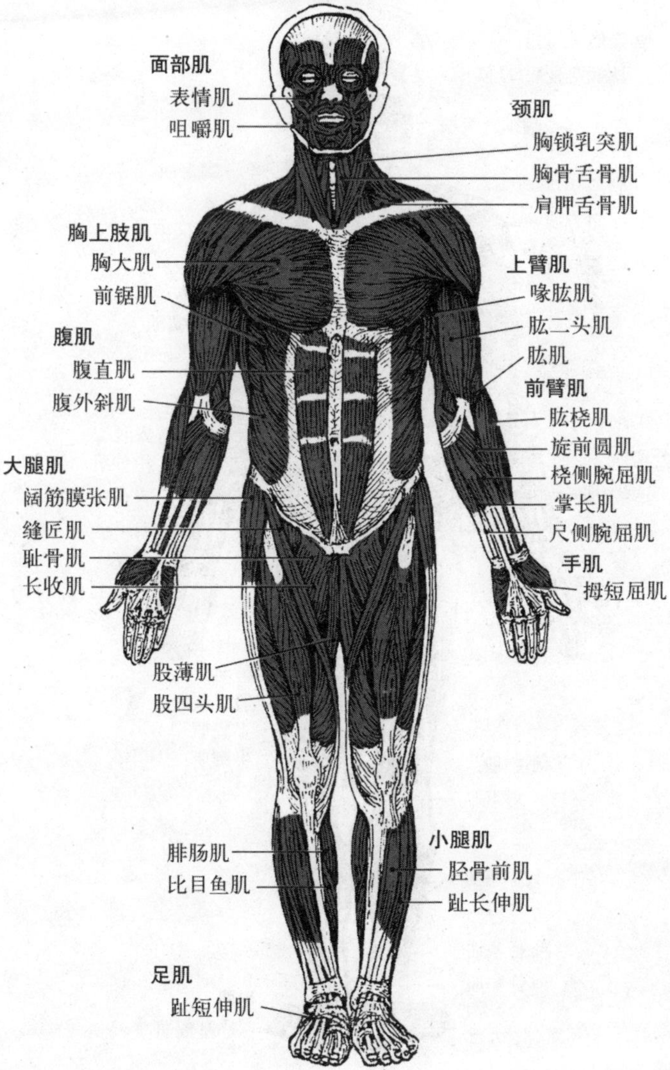

全身浅层肌肉（前面）

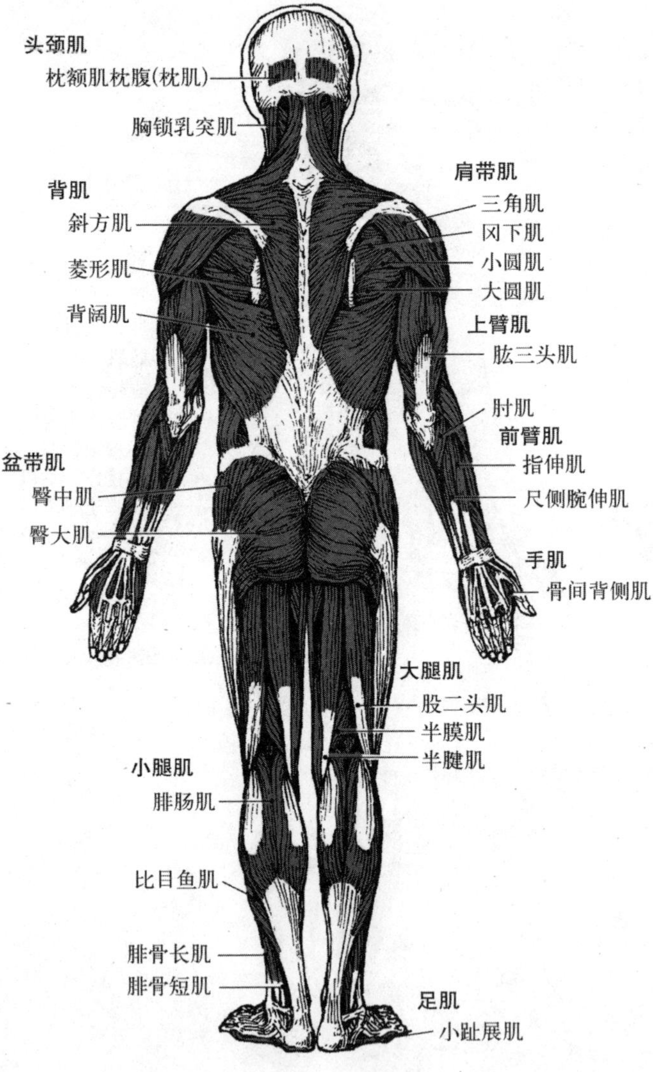
头颈肌
枕额肌枕腹(枕肌)
胸锁乳突肌
背肌
斜方肌
菱形肌
背阔肌
肩带肌
三角肌
冈下肌
小圆肌
大圆肌
上臂肌
肱三头肌
肘肌
前臂肌
指伸肌
尺侧腕伸肌
盆带肌
臀中肌
臀大肌
手肌
骨间背侧肌
大腿肌
股二头肌
半膜肌
半腱肌
小腿肌
腓肠肌
比目鱼肌
腓骨长肌
腓骨短肌
足肌
小趾展肌

全身浅层肌肉（背面）

附录四　人体骨骼图

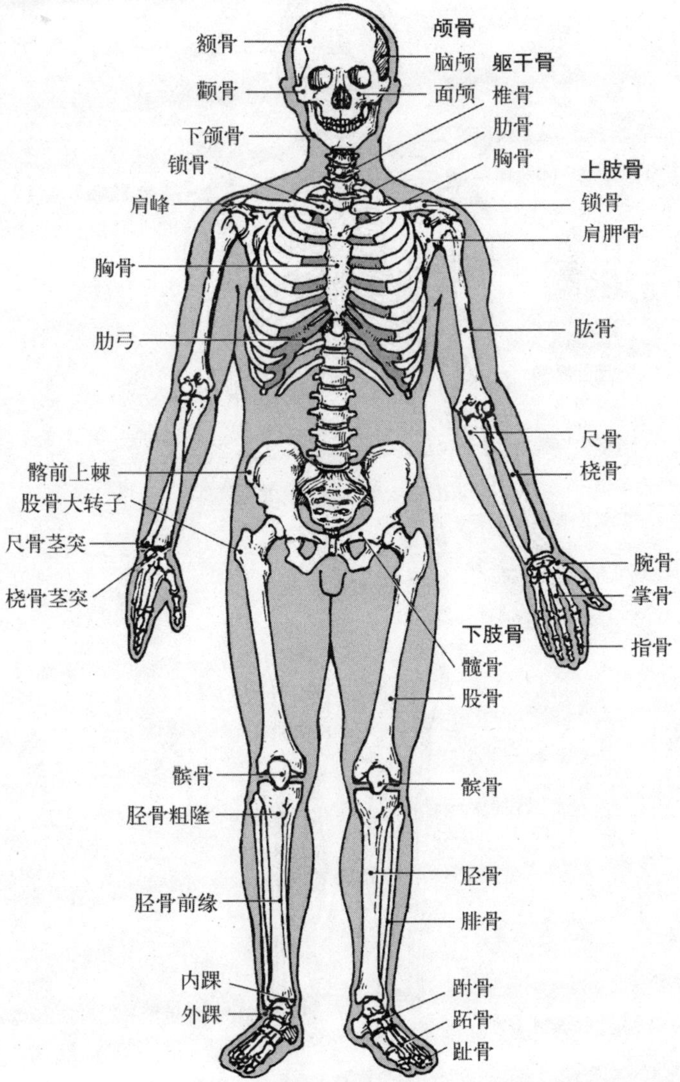

全身骨骼（前面）

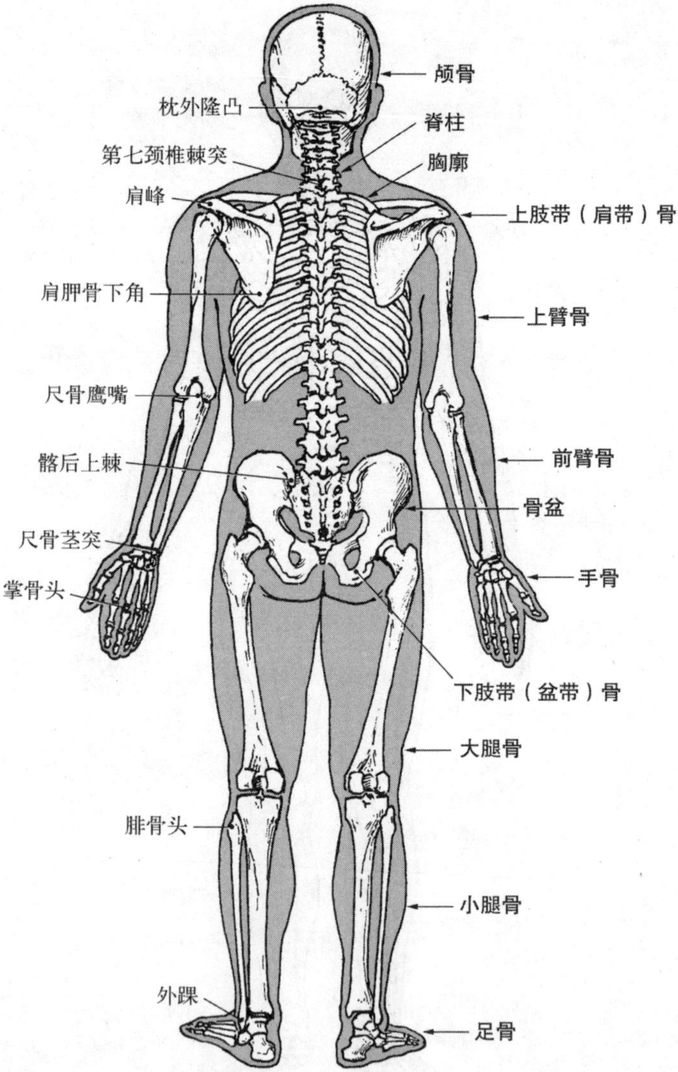
颅骨
枕外隆凸
脊柱
第七颈椎棘突
胸廓
肩峰
上肢带（肩带）骨
肩胛骨下角
上臂骨
尺骨鹰嘴
髂后上棘
前臂骨
骨盆
尺骨茎突
手骨
掌骨头
下肢带（盆带）骨
大腿骨
腓骨头
小腿骨
外踝
足骨

全身骨骼（背面）

附录五　眼部穴位图及眼球解剖图

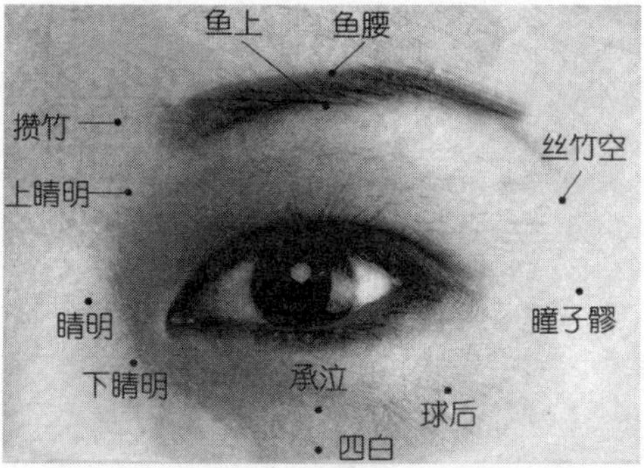

眼部穴位图

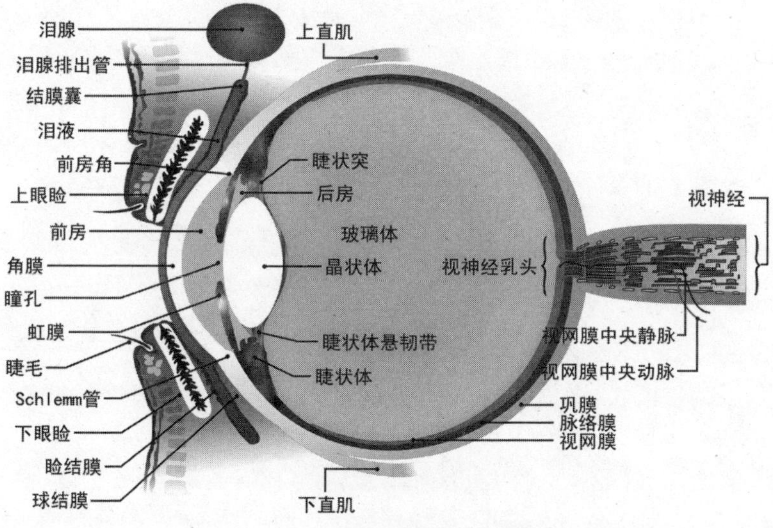

眼球解剖图

图书在版编目（CIP）数据

健身气功·明目功：青少版 / 国家体育总局健身气功管理中心编. -北京：人民体育出版社，2019（2020.5.重印）
（健身气功新功法丛书；三）
ISBN 978-7-5009-5425-5

Ⅰ.①健… Ⅱ.①国… Ⅲ.①气功-健身运动
Ⅳ.①R214

中国版本图书馆 CIP 数据核字（2018）第195081号

*

人民体育出版社出版发行
三河兴达印务有限公司印刷
新 华 书 店 经 销

*

850×1168　32开本　4.25印张　72千字
2019 年 3 月第 1 版　　2020 年 5 月第 2 次印刷
印数：6,001—11,000 册

*

ISBN 978-7-5009-5425-5
定价：18.00元

社址：北京市东城区体育馆路 8 号（天坛公园东门）
电话：67151482（发行部）　　邮编：100061
传真：67151483　　邮购：67118491
网址：www.sportspublish.cn